JASMIN CZECH | JULIA BRÖMSEN

100 FRAGEN AN DEINE HEBAMME

Alles, was du wissen musst, zu Schwangerschaft, Geburt, Wochenbett, Stillen, Rückbildung und der ersten Zeit mit Baby

riva

INHALT

VORWORT

Wir sind Julia und Jasmin, zwei Hebammen, die ihren Beruf mit viel Liebe und Leidenschaft ausüben. Zusammen haben wir über 25 Jahre Berufserfahrung und ergänzen uns sehr gut: Jasmin kommt relativ frisch aus der Ausbildung und bringt aktuelles Wissen mit; Julia hat über viele Jahre Erfahrungen gesammelt und selbst drei Kinder.

Aufgrund des immer größeren Hebammenmangels hat jede fünfte Frau keine Hebammenbegleitung und findet kaum Antworten auf ihre Fragen und Bedürfnisse. Um dem entgegenzuwirken, haben wir unser Momallie-Programm gegründet und versorgen auf Instagram Schwangere und junge Mütter mit Informationen und Ratschlägen. Wir freuen uns sehr, dass wir nun auch dieses Buch schreiben konnten und die 100 wichtigsten Fragen rund um das Thema Schwangerschaft, Geburt und die Zeit danach beantworten können. Wir möchten dir damit einen kleinen Einblick geben in die – für unser Empfinden – häufigsten Probleme und Unsicherheiten.

Wir haben versucht, die Fragen nicht dogmatisch zu beantworten, und es ist uns wichtig, dass du bei deinen Entscheidungen immer auf dein Gefühl hörst. Wir Menschen sind ganz individuell und so ist es natürlich auch in der Zeit der Schwangerschaft und unter der Geburt. Hebammen sind dabei nicht nur Hebammen, sondern manchmal auch eine Art Freundin, Therapeutin, Psychologin und einfach eine Person, mit der man alles besprechen kann. Und genau das wollen wir auf den folgenden Seiten machen!

Viel Spaß beim Lesen und Mamawerden wünschen

Julia und Jasmin

1

SCHWANGER-SCHAFT

Die Schwangerschaft beginnt mit dem positiven Schwangerschaftstest und umfasst einen Zeitraum von circa 40 Schwangerschaftswochen. Sie ist eine besondere, eine wundervolle und faszinierende Zeit, in der dein Körper Enormes leistet: In dir entsteht komplett neues Leben.

1 Ich bin schwanger – was muss ich jetzt tun?

Wie schön! Wir gratulieren dir von Herzen und wünschen dir ganz viel Freude in dieser besonderen Zeit.

Wenn dein Schwangerschaftstest positiv ist und du noch nicht bei deiner Ärztin, deinem Arzt oder der Hebamme warst, dann kannst du dir jetzt überlegen, wer deine erste Anlaufstelle sein soll. Die meisten Frauen nehmen Kontakt zu ihrer Ärztin oder ihrem Arzt auf, die anderen zur Hebamme. Viele wissen nicht, dass auch die Hebamme anhand eines Bluttests, über den Urin oder durch die eine oder andere Untersuchung eine Schwangerschaft feststellen und den Mutterpass ausstellen kann. Den Geburtstermin kann sie anhand deines Zyklus berechnen.

Solltest du zur Feststellung der Schwangerschaft nicht zu einer Hebamme gehen, dann kümmere dich trotzdem schon um die Betreuung durch die Hebamme und schaue, welche für dich Zeit hat und welche dir sympathisch ist. Bei der Hebammensuche gilt: je eher, desto besser! Solltest du dich entschieden haben, wird die Hebamme mit dir einen Termin für das Kennenlerngespräch vereinbaren.

Wenn du bei der Ärztin oder dem Arzt bist, wird ein Ultraschall gemacht und der voraussichtliche Entbindungstermin festgestellt. Der errechnete Termin ist nur eine ungefähre Bestimmung – nur rund vier Prozent der Kinder werden am errechneten Termin geboren. Außerdem bekommst du eine Bescheinigung bezüglich deines Entbindungstermins oder du nimmst den Eintrag aus dem Mutterpass, um die Schwangerschaft deinem Arbeitgeber mitzuteilen. Wann du das machen möchtest, kannst du natürlich selbst entscheiden. Die meisten Frauen warten damit bis zur zwölften Schwangerschaftswoche (SSW). Dein Arbeitgeber oder deine Arbeitgeberin

TIPP Überlege dir, wem du den genauen Termin verraten möchtest. Einige Frauen empfinden es als stressig, wenn Freunde oder Angehörige immer wieder fragen, wann es denn nun endlich losgeht.

muss sich dann an das Mutterschutzgesetz halten. Das kann er jedoch nur, wenn er von der Schwangerschaft durch dich in Kenntnis gesetzt wurde. Alle Infos zum Mutterschutzgesetz kannst du auf der Homepage des Bundesministeriums für Familie nachlesen.

2 Wann sollte ich mir eine Hebamme suchen und was macht sie eigentlich?

Wenn dein Schwangerschaftstest positiv ist, solltest du dich auf die Suche nach einer Hebamme begeben. In Deutschland herrscht seit vielen Jahren ein Hebammenmangel und nicht jede Frau kann von einer Hebamme betreut werden. Wusstest du, dass jede fünfte Frau in Deutschland keine Hebamme hat? Manche wollen keine, aber viele finden auch keine mehr. Das soll dich aber jetzt nicht verunsichern, sondern eher anspornen, dich früh genug um eine Hebamme zu kümmern. Davor solltest du dir einige Gedanken machen:

- Möchtest du in der Klinik, im Geburtshaus oder zu Hause gebären?
- Soll deine Hebamme, die dich zu Hause begleitet, dich auch unter der Geburt betreuen?
- Möchtest du die Vorsorgeuntersuchungen bei der Hebamme oder beim Gynäkologen oder der Gynäkologin machen?
- Möchtest du eine Hebamme »nur« für die Nachsorge haben?

Alle diese Fragen sind ausschlaggebend für deine Suche. Denn nicht jede Hebamme bietet alle Betreuungsmöglichkeiten an. Manche arbeiten in der Klinik und machen zusätzlich Nachsorgen. Manche bieten Vor- und Nachsorgen an, sind aber nicht in der Klinik tätig. Manche betreuen Hausgeburten, aber keine Klinikgeburten. Du siehst: Die Betreuung einer Hebamme kann ganz unterschiedlich aussehen. Solltest du dich beispielsweise für eine Hausgeburt entscheiden, dann suche gezielt nach einer Hausgeburtshebamme.

Hebammen, auch Entbindungspfleger oder -pflegerinnen genannt, sind qualifizierte Fachkräfte im Bereich der Schwangerschaft, der Geburt, der Nachsorge und noch darüber hinaus. Sie haben ein enormes Fachwissen und begleiten dich auch auf emotionaler Ebene. Zu den Aufgaben einer Hebamme gehören:

- Schwangerschaft feststellen
- Vorsorgeuntersuchungen
- Beratung in der Schwangerschaft zum Thema Ernährung und Sport
- Hilfe bei Beschwerden
- Beratung in Bezug auf den Geburtsort und die bevorstehende Geburt
- Betreuung und Begleitung unter der Geburt
- Geburtsvorbereitungskurse, Schwangerschaftsgymnastik und Rückbildungskurse
- Nachsorgeuntersuchungen (beispielsweise zu der Farbe des Wochenflusses, der Position der Gebärmutter nach der Geburt, dem Abheilungsprozess von Geburtsverletzungen, der Gewichtskontrolle des Neugeborenen, dem Abheilungsprozess des Nabels)
- Beratung zum Thema Stillen
- Beratung zum Thema Nichtstillen
- Beratung zum Thema Verhütung nach der Geburt

3 Wie sieht eine Vorsorge bei der Gynäkologin oder beim Gynäkologen aus?

Das Ziel der Schwangerenvorsorge ist es, mütterliche und kindliche Risiken frühzeitig zu erkennen. Die wichtigsten Aufgaben sind:

- Beratung
- Aufklärung
- Überwachung
- Betreuung

Wenn du deine Vorsorge bei der Gynäkologin oder beim Gynäkologen machst, dann richtet sie oder er sich nach den Mutterschaftsrichtlinien. Diese wurden vom Bundesausschuss der Ärzte und Krankenkassen entwickelt und werden regelmäßig angepasst. Die Richtlinien regeln sozusagen die ärztliche Betreuung während der Schwangerschaft.

Trotz alledem kann die Vorsorge ganz unterschiedlich aussehen. Die Mehrzahl der Schwangeren nimmt bei der Vorsorge nur die ärztliche Betreuung in Anspruch. Ein Teil jedoch bevorzugt die Kombination der Vorsorge durch die Hebamme und die Ärztin beziehungsweise den Arzt. Und ein kleinerer Teil lässt die Vorsorge ausschließlich durch die Hebamme durchführen.

Hältst du einen positiven Schwangerschaftstest in den Händen, dann kannst du einen Termin bei deiner Gynäkologin oder deinem Gynäkologen ausmachen. Bei dem ersten Termin wird die Schwangerschaft höchstwahrscheinlich durch einen Ultraschall festgestellt oder bestätigt. Es kann sein, dass dir sogar beim ersten Termin schon dein Mutterpass mitgegeben wird.

Die Mutterschaftsrichtlinien sehen drei Ultraschalluntersuchungen zu unterschiedlichen Zeitpunkten vor:

- 9. bis 12. Schwangerschaftswoche
- 19. bis 22. Schwangerschaftswoche
- 29. bis 32. Schwangerschaftswoche

Bei gesunden Frauen mit normal verlaufenden Schwangerschaften wird eine Vorsorge im vierwöchigen Rhythmus empfohlen. In den letzten beiden Schwangerschaftsmonaten wird ein Abstand von zwei Wochen empfohlen. Sollte bei dir eine Risikoschwangerschaft festgestellt werden, dann wird dir empfohlen, engmaschiger zur Vorsorge zu gehen, also alle zwei Wochen.

TIPP Behalte den Mutterpass! Er ist ein schönes Erinnerungsstück.

Dein Mutterpass ist ein wichtiger Bestandteil der regelmäßigen Vorsorgeuntersuchungen. Dort werden alle erhobenen Befunde eingetragen. Es ist ratsam, ihn immer bei dir zu tragen, da dort wichtige medizinische Informationen eingetragen werden. Wichtig ist auch, dass du den Pass immer zur Vorsorge mitbringst.

Bei einer Vorsorge werden die folgenden Punkte untersucht:

- Anamnese: Dein Befinden wird erfragt.
- Urin (Mittelstrahlurin)
- Gewicht
- Blutdruck
- Fundusstand (Höhenstand der Gebärmutter)
- Herztöne des Babys
- Gegebenenfalls Blutuntersuchungen, Ultraschall (in den ersten Wochen, meistens bis zur 20. Schwangerschaftswoche, ist das ein vaginaler Ultraschall), vaginale Untersuchungen (Beurteilung des Muttermundes und des Gebärmutterhalses, der Zervix)

Zudem kannst du circa ab der 32. Schwangerschaftswoche ein CTG, ein Kardiotokogramm, schreiben lassen. Damit werden die kindlichen Herztöne *(cardio)* und die mütterliche Wehentätigkeit *(toco)* aufgezeichnet. Ein CTG sollte von einer erfahrenen Hebamme oder einer Ärztin beziehungsweise einem Arzt angelegt und beurteilt werden.

Alle Ergebnisse der oben genannten Untersuchungen werden in deinem Mutterpass eingetragen. Grundsätzlich sollte bei diesen Untersuchungsterminen immer genug Zeit sein, um deine Fragen zu beantworten.

4 Welche Untersuchungen werden nicht von der Krankenkasse übernommen?

Die folgenden Untersuchungen werden nicht von deiner Krankenkasse übernommen und nennen sich IGeL-Leistungen; sie zählen zu den individuellen Gesundheitsleistungen. Wenn du privat versichert bist, kannst du mit deiner Kasse darüber sprechen. Es kann sein, dass es Unterschiede zur gesetzlichen Krankenkasse gibt und deine Krankenkasse eventuell einen gewissen Teil der Kosten übernimmt.

Etwa 4. bis 8. Schwangerschaftswoche
In diesem Zeitraum gibt es folgende Angebote:

- Bescheinigung für den Arbeitgeber über die Schwangerschaft
- Früher Ultraschall zur Feststellung der Schwangerschaft
- Blutuntersuchungen auf Toxoplasmose, Listeriose und Zytomegalie

Toxoplasmose

Der Erreger bei einer Toxoplasmose ist Toxoplasma gondii; er wird über den Verzehr von rohem Fleisch und über infizierten Katzenkot übertragen. Die Symptome sind grippeähnlich, wie Fieber, Gliederschmerzen oder Durchfall. Wenn eine Schwangere im ersten Schwangerschaftsdrittel an Toxoplasmose erkrankt, wird die Infektion nur in etwa 17 Prozent der Fälle auf das Kind übertragen. Bei dieser pränatalen Infektion kommt es häufig zu einem Spontanabort. Findet die Infektion im dritten Trimenon statt, kommt es nur bei 60 Prozent der Fälle zu einer Infektion und davon haben 70 Prozent keine Symptome. Die Diagnostik erfolgt über das Blut. Solltest du dich mit Toxoplasmose infiziert haben, wird dir eine Antibiotikatherapie angeraten.

INFO

Von all den Frauen, die wir in unserer langjährigen Berufszeit von rund 27 Jahren betreut haben, waren nur sehr wenige an den genannten Infektionen erkrankt. Das Wissen über diese Infektionen ist nicht so schön und vielleicht auch beängstigend, deswegen führe dir unbedingt vor Augen, dass diese Infektionen sehr selten sind.

Listeriose

Der Erreger bei einer Listeriose ist *Listeria monocytogenes;* er wird über den Verzehr von infizierten Nahrungsmitteln wie Rohmilch übertragen. Die Symptome gliedern sich in zwei Phasen auf:

- **Phase 1:** Temperaturerhöhung, Schüttelfrost, Gelenkschwellung, Durchfall, Nierenbeschwerden
- **Phase 2:** Nach 14 Tagen erneutes Fieber; bei einer Infektion sind die Folgen ein Abort oder die Geburt eines Neugeborenen mit einer Sepsis (einer schweren Infektion, bei der sich der Erreger auch im Blut ausbreitet; eine Blutvergiftung). Auch hier besteht die Therapie aus der Gabe von Antibiotika.

Zytomegalie

Der Erreger bei einer Zytomegalie ist ein bestimmtes Herpesvirus. Die Übertragung erfolgt über eine Schmier- oder Tröpfcheninfektion oder bei sexuellem Kontakt. Die Symptome sind unspezifisch und ähneln denen eines grippalen Infekts. Die Folgen der Infektion beim Kind können Ikterus (Gelbsucht), Krampfanfälle und eine Pneumonie (Lungenentzündung) sein. Eine Therapie ist während der Schwangerschaft nicht möglich.

Etwa 12. bis 16. Schwangerschaftswoche

In diesem Zeitraum gibt es folgende Angebote:

- **Ersttrimesterscreening:** Berechnung von Risikowerten. In diese Berechnungen werden beispielsweise die Dicke der Nackenfalte, das Alter der Frau, der PAPP-A-Wert (PAPP-A steht für *pregnancy-associated plasma protein A*) und der Beta-hCG-Wert mit einbezogen. Anhand einer Blutuntersuchung bei der Schwangeren und einer Ultraschalluntersuchung des Fetus erfolgt eine Risikoberechnung beziehungsweise Wahrscheinlichkeitsangabe für bestimmte Erkrankungen beim ungeborenen Baby.

- **PraenaTest:** Anhand des mütterlichen Bluts kann untersucht werden, ob das ungeborene Baby Chromosomenstörungen wie Trisomie 21 oder Trisomie 18 aufweist.

Etwa 19. bis 22. Schwangerschaftswoche
In diesem Zeitraum gibt es folgende Angebote:

- Toxoplasmose-Untersuchung
- 3-D-/4-D-Ultraschall

Etwa 32. Schwangerschaftswoche
Zu diesem Zeitpunkt gibt es folgende Angebote:

- Dritte und letzte Untersuchung auf Toxoplasmose
- Doppleruntersuchung: Ultraschalluntersuchung zur Messung des Blutflusses in den Gefäßen

Etwa 36. bis 38. Schwangerschaftswoche
In diesem Zeitraum wird ein B-Streptokokkentest anhand eines vaginalen Abstrichs angeboten.

5 Was ist Pränataldiagnostik?

»Pränataldiagnostik« ist ein Oberbegriff für alle Untersuchungen, die vor der Geburt durchgeführt werden. Bei der Pränataldiagnostik wird gezielt nach Hinweisen auf bestimmte Krankheiten und/oder Behinderungen des ungeborenen Kindes gesucht.

Die pränataldiagnostischen Untersuchungen liegen außerhalb der Mutterschaftsrichtlinien und müssen unter Umständen selbst bezahlt werden. Sollte die pränataldiagnostische Untersuchung aufgrund von Auffälligkeiten bei der Entwicklung deines Kindes bei den gängigen Vorsorgeuntersuchungen gemacht werden, kann eine Kostenübernahme durch die Krankenkasse möglich sein. Am besten erkundigst du dich vorab über eine eventuelle Kostenübernahme.

Bei der Pränataldiagnostik wird zwischen zwei Arten von Methoden unterschieden: Es gibt die invasiven und die nichtinvasiven Untersuchungen. Nichtinvasive Untersuchungen sind:

- Feindiagnostik, das heißt hochauflösende Ultraschalluntersuchungen
- Ersttrimestertest, bei dem die Nackenfalte deines Babys vermessen wird
- Genetische Bluttests zur Bestimmung von Chromosomenabweichungen (PraenaTest)

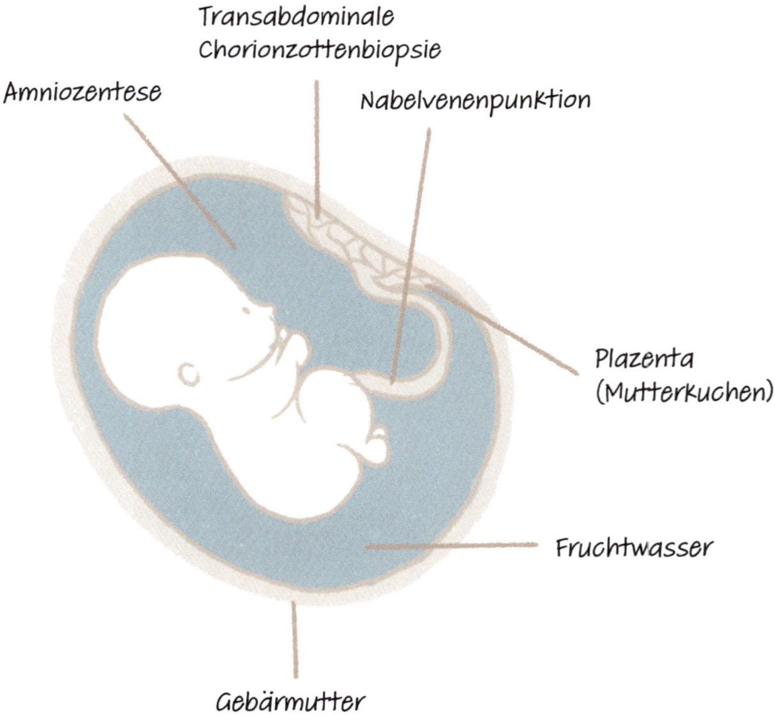

Zur invasiven Pränataldiagnostik gehören die Fruchtwasseruntersuchung, Nabelschnurpunktion und Punktion der Plazenta.

»Invasiv« bedeutet, dass ein Eingriff in deinen Körper stattfinden muss, um die Untersuchung durchführen zu können. Hierbei kann ein Risiko für dein Baby entstehen. Wir empfehlen dir, gut abzuwägen und dich ausführlich über den Nutzen und mögliche Risiken dieser Untersuchungen aufklären zu lassen; eventuell sprichst du auch noch einmal mit deiner Hebamme darüber. Invasive Untersuchungen sind:

- Fruchtwasseruntersuchung (Amniozentese), circa 15. bis 17. Schwangerschaftswoche: Entnahme von Fruchtwasser über die mütterliche Bauchdecke unter Ultraschall
- Nabelschnurpunktion (Chordozentese), ab der 18. Schwangerschaftswoche: Entnahme von Nabelschnurblut über die mütterliche Bauchdecke
- Punktion der Plazenta (Chorionzottenbiopsie), 10. bis 12. Schwangerschaftswoche: Entnahme über die mütterliche Bauchdecke oder vaginal. Chorionzotten bestehen aus kindlichen Zellen.

6 Wann suche ich einen Geburtsort und wie gehe ich dabei am besten vor? Welche Optionen gibt es?

Mache dir am besten schon recht früh Gedanken darüber, in welcher Umgebung du gebären möchtest. Es gibt drei Möglichkeiten:

- Hausgeburt
- Geburtshaus
- Klinik

Wenn du zu Hause oder im Geburtshaus entbinden möchtest, erkundige dich schon sehr früh, welche Hebamme in deiner Umgebung Haus- oder Geburtshausgeburten betreut. Es gibt immer weniger Hebammen, die Frauen außerklinisch zur Geburt begleiten. Daher würden wir dir empfehlen, dich auf die Suche zu begeben, sobald dein Schwangerschaftstest positiv ausgefallen ist.

Wenn es dein Wunsch ist, in der Klinik zu gebären, hast du etwas mehr Zeit. Wir legen dir ans Herz, dich umzusehen, welche Art von Kliniken es in deiner Umgebung gibt, und die angebotenen Informationsabende zu besuchen. So bekommst du ein gutes Gefühl dafür, wo du gebären möchtest. Bei Informationsabenden kannst du die Fragen stellen, die du auf dem Herzen hast. Denn es ist wichtig, dass du dich während der Geburt wohlfühlst! Wenn du dich für eine Klinik entschieden hast, solltest du dich vor Ort erkundigen, wann die Anmeldefristen sind. In manchen Regionen sind sie sehr früh, das heißt, dass eine Anmeldung etwa ab der 12. Schwangerschaftswoche möglich ist, in anderen Regionen hingegen erst ab der 34. bis 36. Schwangerschaftswoche.

7 Welche Schwangerschaftsbeschwerden gibt es und was kann ich dagegen tun?

In der Schwangerschaft können einige Beschwerden auftreten. Im folgenden Abschnitt sind die häufigsten aufgelistet. Du erfährst, welche es gibt, welche Ursachen sie haben und was du dagegen tun kannst.

Sodbrennen

Knapp 60 bis 70 Prozent der Schwangeren sind von Sodbrennen betroffen. Gerade im letzten Trimester tritt es häufiger auf. Sodbrennen ist ein brennender Schmerz in der Speiseröhre, der dadurch entsteht, dass Magensäure entgegen der Richtung der Verdauung in die Speiseröhre zurückfließt (sogenannter Reflux). Die genauen Ursachen sind unklar. Vermutlich kommt es zu einem Reflux durch den hormonell bedingt aufgelockerten Mageneingangsschließmuskel und die zunehmende Verdrängung des Magens durch die wachsende Gebärmutter. Das begünstigt den Aufstieg der Säure zusätzlich.

Hier ein paar Tipps, was du vorbeugend unternehmen kannst:

- Lege dich nicht direkt nach dem Essen hin.
- Esse etwa zwei Stunden vor dem Schlafengehen nichts mehr.

- Vermeide säurehaltige oder säurebildende Lebensmittel (Kaffee, Zitrusfrüchte, schwarzen Tee, Zucker).
- Nimm regelmäßig kleine Mahlzeiten statt wenige große zu dir.
- Trinke nicht direkt nach dem Essen, sondern eher 30 bis 40 Minuten danach.
- Schlafe mit leicht erhöhtem Oberkörper. Seitenschläferinnen sollten am besten auf der linken Seite schlafen, denn dies ist anatomisch günstiger.

Im Akutfall kannst du Folgendes gegen deine Beschwerden tun:

- Iss Mandeln, da diese die Magensäure neutralisieren.
- Nimm ein bis zwei Esslöffel pure Haferflocken zu dir; diese binden die Magensäure, sodass sie nicht mehr aufsteigen kann.
- Trinke ein Glas Milch.
- Iss trockenes Brot.
- Iss eine reife Banane; wichtig ist hier, dass es wirklich reife Bananen sind, denn unreife Bananen können Sodbrennen sogar auslösen.

Verstopfung/Obstipation

Durch die Hormonumstellung und den damit verbundenen Anstieg des Hormons Progesteron wird der Darm in der Schwangerschaft etwas träger. Das kann zu Verstopfungen führen. Hinzu kommt, dass der Darm mit der wachsenden Gebärmutter zur Seite verschoben und eingeengt wird. Wenn dann beispielsweise noch die Einnahme von Eisen hinzukommt, kann es wirklich schwierig sein, regelmäßig entspannt Stuhlgang zu haben.

Folgendes kannst du dagegen tun:

- Trinke genügend.
- Bleibe regelmäßig in Bewegung, unternimm zum Beispiel häufige Spaziergänge.
- Iss regelmäßig einige Trockenpflaumen oder trinke Pflaumensaft.
- Nimm ballaststoffreiche Nahrungsmittel (Leinsamen, Kleie, Vollkornprodukte et cetera) zu dir.

Übelkeit und Erbrechen

Eine der wohl bekanntesten Schwangerschaftsbeschwerden ist die Übelkeit. Rund 80 Prozent der Schwangeren leiden in den ersten zwölf Wochen an Übelkeit, bis zu 50 Prozent an Übelkeit und Erbrechen. Man nimmt an, dass die Ursache hierfür der Anstieg des Schwangerschaftshormons (hCG) ist. Der Übelkeit kann auch eine Unterzuckerung zugrunde liegen, die man mit einem kleinen Snack schnell besiegen kann. Übelkeit tritt meistens morgens auf und ebbt im Laufe des Tages ab. Stress oder starke Gerüche können die Beschwerden jedoch für kurze Zeit wieder intensivieren.

Folgendes kannst du dagegen tun:

- Meide starke Gerüche.
- Meide starke Gewürze.
- Meide Kaffee und schwarzen Tee.
- Meide Fettes oder Süßes.
- Reduziere Stress.
- Nimm kleine häufige Mahlzeiten zu dir.
- Gehe an der frischen Luft spazieren.
- Wende Akupunktur oder Homöopathie an.
- Führe Entspannungs- oder Meditationsübungen durch.

Die Symptome Übelkeit oder Erbrechen stellen zunächst kein Risiko für eine Schwangerschaft dar. Sollte das Erbrechen aber länger anhalten, sodass dir ein Flüssigkeitsmangel droht, solltest du es auf jeden Fall ärztlich abklären lassen.

Rückenschmerzen

Rückenschmerzen treten bei fast jeder zweiten bis dritten Schwangeren auf, meistens im letzten Schwangerschaftsdrittel. Das kann an dem veränderten Körperschwerpunkt liegen, der durch den wachsenden Bauch entsteht und den Rücken belastet. Aber auch die Auflockerung des stabilisierenden Bindegewebes des Iliosakralgelenks kann zu Schmerzen im Rücken führen.

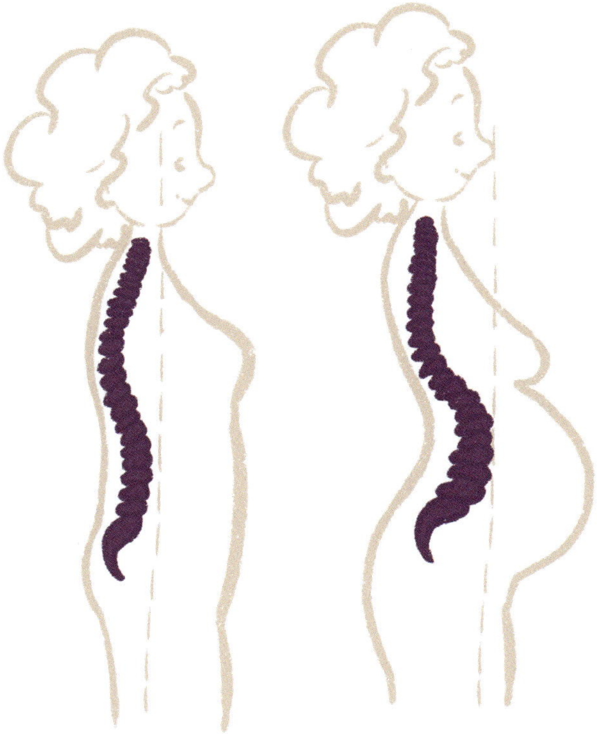

Der Körperschwerpunkt verändert sich im Laufe der Schwangerschaft (links vor, rechts in der Schwangerschaft).

Folgendes kannst du dagegen tun:

- Gehe schwimmen.
- Mache Gymnastik oder Yoga.
- Führe Entlastungsübungen durch.
- Verfalle nicht ins Hohlkreuz.
- Nutze Wärmeanwendungen oder Massagen.
- Wende Taping an.
- Sorge regelmäßig für Bewegung.
- Wende Akupunktur an.

8 Was bedeutet es, wenn ich eine Risikoschwangerschaft habe?

Vorab sei gesagt, dass die meisten Schwangerschaften keine Risikoschwangerschaften sind und die meisten Babys gesund zur Welt kommen. Eine Risikoschwangerschaft ist in vielen Fällen nicht gleich ein Grund zur Sorge und stellt kein akutes Risiko dar. Was der Begriff aussagt, ist, dass ein etwas erhöhtes Risiko besteht und es zu Komplikationen kommen könnte.

Es gibt einige Kriterien, nach denen Schwangere in eine sogenannte Risikoschwangerschaft eingestuft werden. Das können bestimmte Vorerkrankungen sein wie Myome, Herzerkrankungen, Epilepsie oder Asthma. Auch ab einem bestimmten Alter gilt eine Frau als Risikoschwangere, zum Beispiel Erstgebärende über 35 Jahre. Des Weiteren zählt der Konsum von Drogen, Nikotin oder Alkohol sowie vorangegangene Fehlgeburten, Komplikationen bei früheren Geburten oder bei Mehrlingen dazu.

Wenn du eine Risikoschwangerschaft hast, dann bringt das eine engmaschigere Betreuung mit sich. Es kann sein, dass zusätzliche Untersuchungen durchgeführt werden müssen, deren Kosten größtenteils von der Krankenkasse übernommen werden.

Bei der ersten Vorsorgeuntersuchung bei der Frauenärztin oder dem Frauenarzt wird eine Anamnese gemacht, das heißt, es werden dir viele Fragen zu deiner medizinischen Vorgeschichte, früheren Geburten, zu akuten oder chronischen Erkrankungen gestellt. Es kann sein, dass die Einstufung als Risikoschwangerschaft bereits danach erfolgt. Manchmal ergibt sich dies aber auch erst im Laufe der Schwangerschaft, etwa als Folge von auftretenden Komplikationen. All das wird in deinem Mutterpass notiert.

Der Grund dafür, dass eine Schwangerschaft als Risikoschwangerschaft eingestuft wird, können folgende Komplikationen sein:

- Blutungen
- Vorzeitige Wehen
- Muttermundöffnung zu einem zu frühen Zeitpunkt
- Ein für die Dauer der Schwangerschaft zu großes oder zu kleines Baby

- Eine Querlage
- Präeklampsie

Die Erkrankung Präeklampsie betrifft rund jede 20. Schwangere. Sie bringt oftmals einen erhöhten Blutdruck mit sich und es können weitere Befunde, wie erhöhte Leberwerte und zu niedrige Werte für die Thrombozyten, auftreten. Die meisten Schwangeren mit einer Präeklampsie haben einen erhöhten Blutdruck, Beschwerden im rechten Oberbauch, vermehrte Wassereinlagerungen und starke Kopfschmerzen. Kommt es zu diesen Beschwerden, erfolgt meist eine Blutentnahme, um die Leberwerte, Thrombozyten und andere spezielle Laborparameter zu prüfen. Weitere Maßnahmen wird deine Fachärztin oder dein Facharzt einleiten.

Wenn du eine Risikoschwangerschaft hast, kann es sein, dass du den von dir gewählten Ort für die Geburt noch einmal überdenken musst. Je nachdem, welches Risiko besteht oder was der Grund für die Risikoschwangerschaft ist, solltest du in eine Klinik gehen, die sich mit deiner »Problematik« auskennt. Beispielsweise hat nicht jedes Krankenhaus eine Kinderklinik. Daher informiere dich frühzeitig!

9 Darf ich in der Schwangerschaft Sex haben?

Ja! Natürlich solltest du nur dann Sex haben, wenn du dich damit wohlfühlst. Oft wird das erste Trimester von Schwangerschaftsbeschwerden begleitet, daher kann es sein, dass du in diesem Zeitraum etwas eingeschränkt oder lustlos bist.

Im zweiten Trimester sieht das Ganze dann aber schon anders aus! Die Beschwerden wie Übelkeit oder Müdigkeit sind bei den meisten Frauen verschwunden. Durch die Hormonumstellung wird beispielsweise der Genitalbereich stärker durchblutet und die Brüste werden empfindlicher. Das kann dazu führen, dass du zu einem stärkeren beziehungsweise schnelleren Orgasmus neigst.

Im dritten Trimester kann es wieder schwieriger werden, Sex zu haben. Sodbrennen, Rückenschmerzen und der wachsende Bauch können ein Hindernis für dich darstellen. Entscheide dich einfach nach deiner Lust und Laune.

In der Zeit des Entbindungstermins kann Geschlechtsverkehr auch mal eine Geburt »einleiten«. Denn das Sperma enthält Prostaglandine, die wiederum für das Auslösen von Wehen zuständig sein können. Hinzu kommt, dass diese Hormone den Muttermund weicher machen und er sich somit leichter öffnen könnte. Du brauchst aber keine Angst zu haben, dass du auf diese Weise zu früh Wehen auslösen könntest. Denn das kann nur passieren, wenn dein Körper und dein Baby für die Geburt bereit sind.

10 Kann ich in der Schwangerschaft weiterhin Sport machen und wie sieht es mit Saunagängen aus?

Tägliche Bewegung, gerade an der frischen Luft mit viel Sonnenlicht, ist in der Schwangerschaft sehr ratsam. Durch die Hormonumstellung sind jedoch die Gelenke, Bänder und das Gewebe aufgelockert. Deswegen empfehlen wir dir Sportarten mit erhöhter Verletzungsgefahr nicht. Davon abgesehen kannst du alle Sportarten machen, die du sonst auch treibst, solange es dir gut geht und du dich dabei gerade so sehr anstrengst, dass du dich währenddessen noch unterhalten kannst. Was genau du an Sport machen kannst, kannst du auch noch einmal mit deiner Hebamme oder einer Fachärztin oder einem Facharzt besprechen.

Wusstest du, dass Frauen, die sportlich sind, besser mit der Geburt zurechtkommen? Sie sind fitter und haben mehr Ausdauer. In der Rückbildung macht sich das auch bemerkbar, zumindest was deine Bauchmuskeln angeht. Der Bauch bildet sich schneller zurück, wenn du gute Bauchmuskeln hast.

Saunagänge oder warmes Baden in der Schwangerschaft sind auf jeden Fall erlaubt. Hier gilt natürlich wieder: Mache das nur, wenn du dich dabei wohlfühlst! Allerdings gibt es hier zwei Ausnahmen: Wenn du zu starker Varikosis (Krampfadern) neigst oder eine Frühgeburtsbestrebung hast, vermeide warme Bäder oder den Saunagang! Auch der Kreislauf ist gerade im zweiten Trimester oft nicht der stabilste, daher gehe immer in Begleitung baden oder saunieren.

11 Muss ich etwas beachten, wenn ich in der Schwangerschaft reisen möchte?

Reisen beziehungsweise Urlaub zu machen ist immer schön! Denn dann kann man richtig gut Kraft und Energie tanken. Doch wie ist das in der Schwangerschaft? Ist Reisen dann erlaubt? Grundsätzlich bietet sich das zweite Trimenon dafür sehr gut an. Hier fühlen sich die Schwangeren meistens am wohlsten. Beschwerden wie Übelkeit oder Müdigkeit bestehen meist nicht mehr und der Bauch ist noch nicht so groß, dass er dich in irgendeiner Weise stören könnte.

Eine sehr wichtige Information zum Thema »Reisen in der Schwangerschaft« ist: Fluggesellschaften lehnen oft Schwangere ab Schwangerschaftswoche 36 + 0 ab oder sie verlangen allgemein eine ärztliche Unbedenklichkeitsbescheinigung.

Bei Langzeitflügen ist die Thrombosegefahr erhöht, daher eignen sich hier Thrombosestrümpfe. Diese kannst du dir in der Apotheke oder in einem Sanitätshaus anfertigen lassen.

Wenn du innerhalb der EU reisen möchtest, sind gute hygienische Standards in der Regel vorhanden. Prüfe am besten genau, welche Länder du bereisen möchtest, und überlege dir:

- Wie sind die Standards dort bezüglich Hygiene?
- Wie ist das Gesundheitssystem dort?
- Kannst du dich dort verständigen?

Wenn du mit dem Auto reisen möchtest, hast du den Vorteil der Flexibilität. Du kannst entscheiden, wann du losfahren und wann du eine Pause einlegen möchtest. Manchmal kann es sinnvoll sein, in der Nacht oder in den frühen Morgenstunden zu starten, wenn noch nicht so viel Verkehr auf den Straßen ist. Achte darauf, dass du nicht die ganze Fahrt sitzt, sondern immer wieder eine Pause machst und dich viel bewegst. Das dient der Thromboseprophylaxe. Beim Reisen mit dem Zug bist du nicht ganz so flexibel wie mit dem Auto. Du hast aber den Vorteil, dass du jederzeit aufstehen kannst, um dir die Beine zu vertreten.

12 Wann merke ich die ersten Kindsbewegungen und ist das mit einer Vorderwandplazenta anders?

Die meisten Frauen merken in der ersten Schwangerschaft zwischen der 19. und 20. Schwangerschaftswoche erste Kindsbewegungen. Wenn du mit deinem zweiten oder weiteren Kind schwanger bist, kann es sein, dass du auch schon um die 16. Schwangerschaftswoche die ersten Bewegungen merkst.

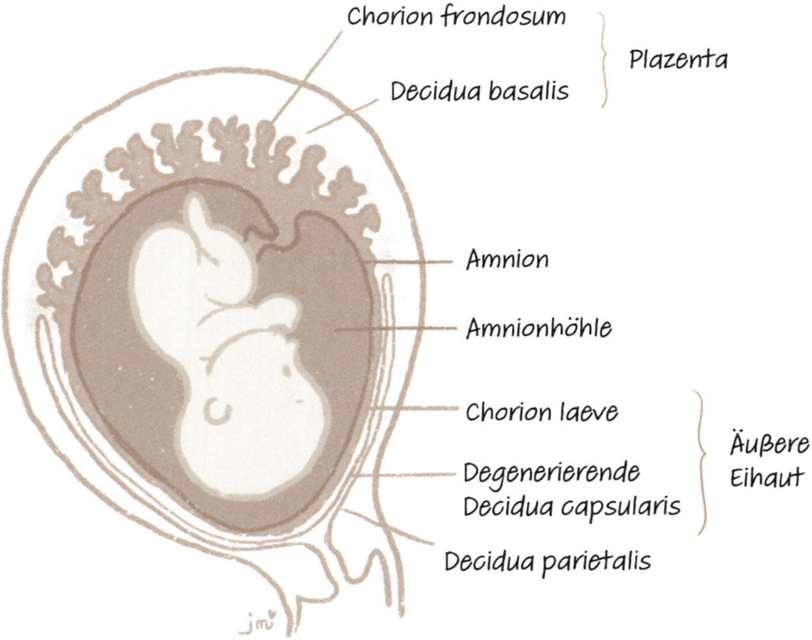

Darstellung der Gebärmutter mit der Plazenta und einem Baby

Solltest du eine Plazenta haben, die sich an der Vorderwand deiner Gebärmutter eingenistet hat, kann es sein, dass du dein Baby etwas später oder etwas sanfter wahrnimmst. Es kann sich so anfühlen, als würde sich etwas Luft unter deiner Bauchdecke bewegen. Kaum hast du gedacht: »Da war doch was?«, ist die Bewegung auch schon wieder weg. Bei vielen Frauen ist es nach solchen ersten leichten Bewegungen ein paar Tage lang ruhig im Bauch. Beim nächsten Mal, wenn du dieses Gefühl wahrnimmst, weißt du aber bereits, dass es dein Baby ist. Die Bewegungen werden mit der Zeit immer intensiver. Schwangere mit einer Vorderwandplazenta nehmen die Kindsbewegungen oft weniger deutlich wahr, weil die Plazenta an dieser Stelle wie ein kleines Kissen wirkt, das die Bewegungen abfedert.

13 Welche Funktion hat meine Plazenta?

Deine Plazenta oder auch dein Mutterkuchen ist ein wahres Wunderwerk. Sie hat zwei Hauptfunktionen: Das sind zum einen der Transport von Stoffen und zum anderen die Produktion verschiedener Hormone.

Transport von Stoffen

Die Plazenta hat die Aufgabe, eine Menge verschiedener Stoffe hin und her zu transportieren. Stoffe wie Sauerstoff, Glukose, Fette, Vitamine, Proteine, Aminosäuren und Elektrolyte braucht dein Baby zum Aufbau seines Körpers und für seine Energieversorgung. Das alles bekommt dein Baby von dir über dein Blut.

Außerdem versorgst du dein Baby noch mit Antikörpern, die du im Laufe deines Lebens durch gewisse durchlebte Infektionen aufgebaut hast. Bei den Antikörpern handelt es sich um das sogenannte Immunglobulin vom Typ G (IgG). Durch das IgG ist dein Baby in den ersten Wochen nach Geburt vor diesen bestimmten Infektionen geschützt. Das kennst du bestimmt unter dem Namen »Nestschutz«.

Zudem gibt es diverse Stoffwechselprodukte von deinem Baby, die über die Plazenta ausgeschieden oder abtransportiert werden müssen, da dein

Baby noch keine Darm- und Lungenfunktion hat. Das sind zum Beispiel Harnstoff, Bilirubin, Wasser und Harnsäure. Sie gelangen über die Zotten der Plazenta in deinen Organismus und werden so in verschiedenen Organen abgebaut oder ausgeschieden. Zusätzlich wird die Wärme abgeleitet, die durch die Bewegung deines Babys entsteht.

Alle Stoffe passieren die Plazentaschranke mithilfe verschiedener Transportmechanismen. Die Plazentaschranke trennt den mütterlichen und den kindlichen Kreislauf durch eine Art Gewebefilter, da nicht alle Substanzen aus dem Blut der Mutter zum Kind gelangen dürfen.

Hormonproduktion in der Plazenta

Die meisten Hormone, die dich auf die Schwangerschaft, die Geburt und die Stillzeit vorbereiten, werden von der Plazenta gebildet. Ausgenommen davon sind die ersten Schwangerschaftshormone, die vom *Corpus luteum* (Gelbkörper) in deinen Eierstöcken gebildet werden – denn vor der Schwangerschaft ist ja noch keine Plazenta vorhanden.

Es werden das hCG (humanes Choriongonadotropin) und das HPL (humanes Plazentalaktogen) gebildet. Das hCG wird sehr früh hergestellt; dieses Hormon wird nur in der Schwangerschaft gebildet und ist somit der Nachweis für eine Schwangerschaft. Die Bedeutung des HPL ist noch nicht vollständig geklärt. Es hat jedoch Einfluss auf die mütterlichen Brustdrüsen. Es fördert das Wachstum deiner Brust und die Milchbildung. Außerdem wirkt es auf deinen Insulinspiegel und deinen Energiestoffwechsel.

Zudem gibt es noch Östrogene und Progesteron. Deine Östrogene nehmen im Laufe der Schwangerschaft langsam, aber stetig zu. Sie sind in der Schwangerschaft für das Wachstum deiner Gebärmutter, für die Vermehrung deines Blutvolumens und die Förderung der Durchblutung der inneren und äußeren Genitalorgane zuständig. Das Progesteron steigt in der Schwangerschaft kontinuierlich und stark an. Es sorgt dafür, dass deine Gebärmuttermuskulatur entspannt ist.

Das sind die Hauptfunktionen deiner wunderbaren Plazenta. Es ist wirklich immer wieder faszinierend, sich klarzumachen, wozu der weibliche Körper in der Lage ist.

14 Darf ich in der Schwangerschaft auf dem Rücken liegen?

Allgemein gilt erst einmal: Ja, du kannst dich auf den Rücken legen, um auszuruhen oder zu schlafen. Man hört jedoch oft davon, dass die Rückenlage während der Schwangerschaft nicht so gut sein soll. Wir erklären dir, warum es diese Ansicht gibt, und möchten dir die Unsicherheiten in Bezug auf diese Frage nehmen.

Deine Gebärmutter und dein Herz sind mit einem großen und dicken Blutgefäß miteinander verbunden, der sogenannten unteren Hohlvene oder *Vena cava* genannt. Wenn deine Gebärmutter wächst und du dich in gewissen Positionen befindest, wie beispielsweise der Rückenlage, kann das zusätzliche Gewicht auf diese untere Hohlvene drücken. Im Zuge dessen kannst du verschiedene Symptome wahrnehmen: Du kannst etwas schwer Luft bekommen und dir kann schwindlig, warm oder schwarz vor Augen werden. Für dich fühlt sich diese Situation nicht gut an, daher wirst du in solch einem Fall deine Körperposition eigenständig schnell ändern und merken, dass es dir wieder gut geht. Diese Symptome entstehen, weil die Gebärmutter in der Rückenlage auf die *Vena cava* gedrückt hat und dein Herz somit nicht ausreichend versorgt werden konnte. Deinem Baby ging es wahrscheinlich ähnlich wie dir.

Es ist individuell ganz unterschiedlich, ob und in welcher Position du diese Symptome bemerkst – bei manchen Frauen ist es die Rückenlage, bei anderen wiederum ist es die halb sitzende Position. Es gibt aber auch Schwangere, die diese Beschwerden gar nicht haben.

Wir raten dir, einfach auszuprobieren, wie es sich für dich gut und richtig anfühlt: Vielleicht geht es dir in der Rückenlage gut und das ist die einzig angenehme Position für dich, aber vielleicht ist es auch eine andere Lage. Wie gesagt: Wenn eine bestimmte Position nicht gut funktioniert, gibt dir dein Körper klare Signale!

15 Wie viel kann ich in der Schwangerschaft an Gewicht zunehmen?

Die Zunahme an Gewicht ist sehr unterschiedlich und darf immer auch in Bezug auf die Körpergröße gesehen werden. Frauen mit einem höheren Ausgangsgewicht zu Beginn der Schwangerschaft nehmen meist nicht so viel zu wie Frauen mit einem niedrigeren Ausgangsgewicht. Pauschal kannst du dir aber merken, dass eine Gewichtszunahme von 9 bis 20 Kilogramm völlig normal sein kann.

Wir geben dir einen Einblick, was sich alles verändert und woher die Kilos kommen können:

- Dein Baby wiegt am Ende der Schwangerschaft circa drei bis vier Kilogramm.
- Deine Gebärmutter wiegt rund eineinhalb Kilogramm und vergrößert sich um das 16-Fache. Das ist Wahnsinn, oder?
- Deine Plazenta wiegt etwa 350 bis 550 Gramm.
- Das Fruchtwasser hat ein Volumen von rund eineinhalb Litern.
- Deine Brust wird circa 500 Gramm schwer.
- Dein Blutvolumen vergrößert sich um etwa ein bis zwei Liter.
- Das eingelagerte Wasser macht circa zwei Kilogramm aus.
- Eventuell hast du vorsorglich etwas Speck aufgebaut, der rund zwei Kilogramm ausmachen kann.

Da siehst du, wie schnell du bei zwölf Kilogramm bist.

Wenn du dich in der Frühschwangerschaft befindest, kann es durch Übelkeit, Erbrechen und Appetitlosigkeit auch zu einem geringen Gewichtsverlust kommen. Danach steigt dein Gewicht wahrscheinlich wieder an, und zwar bis zur 25. Schwangerschaftswoche um etwa 250 bis 300 Gramm pro Woche. Von der 29. bis zur 38. Schwangerschaftswoche nimmst du wöchentlich rund 400 bis 500 Gramm zu. Ab der 39. Schwangerschaftswoche nimmst du weniger oder gar nicht mehr an Gewicht zu. Gut wäre es, wenn du immer auf derselben Waage gewogen wirst oder dich wiegst, damit du die Ergebnisse gut vergleichen kannst. Wichtig ist auch, dass du beim Wiegen immer ähnlich angezogen bist – also nicht mal nur im Shirt und dann wieder im Wintermantel –, denn das Gewicht der Kleidung ist sehr unterschiedlich.

Ausschlaggebend sollte aber der individuelle Verlauf der Gewichtskurve sein. Solltest du in kürzester Zeit recht viel an Gewicht zunehmen, dann liegt es höchstwahrscheinlich an Wassereinlagerungen. Informiere deine Hebamme oder deine Gynäkologin oder deinen Gynäkologen darüber.

Die Gewichtszunahme hängt natürlich auch davon ab, wie du dich ernährst und wie viel du dich bewegst. Tatsächlich liegt der Mehrbedarf in der Schwangerschaft an Kalorien nur bei knapp 250 Kilokalorien pro Tag. Das ist gerade mal so viel wie ein Käsebrot.

Es kann sein, dass du unterschiedliche Gelüste hast: Süß oder sauer oder Geschmacksrichtungen, die du sonst gar nicht magst oder nicht unbedingt kombinieren würdest. Manchmal sendet dir dein Körper auch Signale, die dir zeigen können, was ihm an Nährstoffen fehlt.

Achte am besten darauf, dass du nicht zu viel Weizenmehl zu dir nimmst, meide weißen Zucker und Junkfood. Auch Fertigprodukte sind nicht ideal. Empfehlenswert ist, eher frisch und saisonal mit Kräutern zu kochen. Genauso sinnvoll ist es, über den Tag hinweg eher fünf kleine Mahlzeiten als drei große zu sich zu nehmen. Aber das machst du wahrscheinlich mit wachsender Schwangerschaft schon intuitiv, denn der Magen hat dann nicht mehr so viel Platz.

Energiebedarf in der Schwangerschaft

In Bezug auf den Energiebedarf gibt die Deutsche Gesellschaft für Ernährung Folgendes vor: Der Richtwert an Energiebedarf im zweiten und dritten Trimester beträgt 300 Kilokalorien pro Tag zusätzlich. Im Folgenden findest du Hinweise dazu, wie sich deine Ernährung zusammensetzen sollte.

- **Eiweiß:** Dein Bedarf an Eiweiß steigt in der Schwangerschaft, da dein Baby Eiweiß für sein Wachstum braucht. Der normale tägliche Bedarf liegt bei 80 bis 100 Gramm. Eiweißquellen sind Milchprodukte, Fleisch, Fisch und Vollkornprodukte.

- **Fett:** Die Zufuhr an Fett von etwa 70 Gramm täglich solltest du einhalten. Denke auch an die versteckten Fette, die in Wurst, Käse, Milch, Schokolade und Backwaren vorhanden sind.
- **Kohlenhydrate:** Kohlenhydrate sind deine Hauptenergielieferanten. Der durchschnittliche Bedarf liegt bei 300 bis 400 Gramm pro Tag. Es gibt »gute« und nicht so gute Kohlenhydrate: Vollkornprodukte sind gute Lieferanten für Kohlenhydrate, Zucker eher nicht.
- **Mineralstoffe und Spurenelemente:** Dein Bedarf an Eisen und Kalzium ist in der Schwangerschaft erhöht. Kalzium ist in Nüssen, grünem Gemüse, Eiern und Vollkornprodukten enthalten; die Zufuhr sollte ab der zweiten Schwangerschaftshälfte täglich bei eineinhalb Gramm liegen. Auch bei Eisen ist ein Mehrbedarf vorhanden, ab der zweiten Schwangerschaftshälfte sind es rund 20 Milligramm pro Tag. Eisenhaltige Nahrungsmittel sind Rote Bete, grünes Gemüse, Hirse, Aprikosen, rote Linsen und verschiedene Kohlsorten. Auch (mäßiger) Fleischkonsum ist sehr hilfreich, um die ausreichende Eisenzufuhr zu gewährleisten.
- **Magnesium:** Dein Bedarf an Magnesium ist nur leicht erhöht, und zwar um circa 300 Milligramm täglich. Magnesiumreiche Lebensmittel sind beispielsweise Vollkornbrot, Brokkoli, Nüsse und Sonnenblumenkerne.
- **Jod:** Der Bedarf an Jod ist um rund 200 Milligramm täglich erhöht. Jod ist in Seefisch, Milch, Algen, Hummer, Spinat, Brokkoli und Nüssen enthalten.
- **Vitamine:** Der Bedarf an Vitaminen ist in der Schwangerschaft deutlich erhöht. Das gilt besonders für Vitamin A, Vitamin B_1 und B_2, Folsäure und Vitamin C.

INFO Wenn du häufig Wadenkrämpfe hast, könnte das daran liegen, dass dein Magnesiumspiegel zu niedrig ist. Dann kann es auch mal zu Kontraktionen der Gebärmutter kommen.

- **Vitamin A:** Der Bedarf beträgt zwei bis drei Gramm pro Tag. Diese Menge an Vitamin A ist zum Beispiel in 30 Gramm Butter, 100 Gramm Karotten oder 200 Gramm Spinat enthalten. Vitamin A gehört zu den Vitaminen, die auch überdosiert werden können. Das macht sich in Kopfschmerzen und Schlafstörungen bemerkbar.
- **Vitamin B_1:** Der Bedarf liegt bei eineinhalb bis zwei Milligramm täglich; dieses Vitamin ist in Weizenkeimlingen, Nüssen, Roggenkörnern, Schweine- und Rindfleisch enthalten.
- **Vitamin B_2:** Der Tagesbedarf liegt hier bei rund 1,8 bis 2,6 Milligramm. Das Vitamin ist in den gleichen Lebensmitteln enthalten wie Vitamin B_1.
- **Folsäure:** Der Tagesbedarf liegt hier bei 800 Milligramm. Reich an Folsäure sind Spinat, Kabeljau, Weizenschrot und Hühnerfleisch.
- **Vitamin C:** Der Tagesbedarf liegt hier bei 100 Milligramm. Dieser Tagesbedarf ist in drei Zitronen, zehn Gramm Hagebutten oder 15 Gramm Johannisbeeren enthalten. Aber auch Tomaten, Paprika, alle grünen Gemüsesorten und Kartoffeln, vor allem Süßkartoffeln, enthalten Vitamin C.

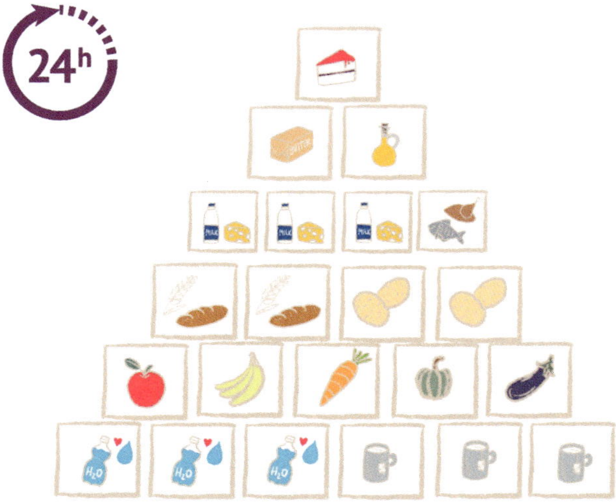

Die Ernährungspyramide verdeutlicht die Mengenverhältnisse der empfohlenen Nahrungsmittel.

16 Ist ein Geburtsvorbereitungskurs nötig?

Das kommt ganz darauf an: Wenn du den Austausch zu anderen Gleichgesinnten möchtest und dich über die Vorgänge in der Schwangerschaft, der Geburt und der Wochenbettzeit informieren möchtest, ist ein solcher Kurs sehr sinnvoll. Du bekommst bei den Kursen auch viele praktische Tipps, zum Beispiel zu Atemtechniken, Massagen, Entspannungsübungen und vielem mehr.

Die Inhalte kann jede Hebamme frei gestalten, aber meistens sind die folgenden Themen enthalten:

- Schwangerschaftsbeschwerden
- Anatomie
- Mutterpass
- Becken, Geburtsweg
- Wehen, Geburt, Geburtspositionen
- Schmerzmittel
- Stolpersteine
- Wochenbett
- Stillen oder nicht stillen
- Alle Informationen zum Baby

Zu diesen Themen gibt es immer praktische Übungen, um das Ganze etwas aufzulockern.

Du kannst einen reinen Frauenkurs besuchen, was bedeutet, dass nur Frauen sich untereinander treffen. Angeboten werden auch Kombikurse, die hauptsächlich aus Frauenabenden und ein bis zwei Abenden für die Partner oder Partnerinnen bestehen. In einem reinen Paarkurs ist der Partner oder die Partnerin während des ganzen Kurses dabei. Ab und zu werden auch Kurse für Frauen angeboten, die ihr zweites Kind bekommen. Diese Kurse haben einen anderen Themenschwerpunkt.

Die Kosten der Kurse werden von der Krankenkasse übernommen. Die Kurse finden meist in Präsenz statt; es gibt natürlich auch ein Angebot an Onlinekursen wie unser Momallie-Programm. Du musst im Einzelnen schauen und erfragen, welchen Anteil der Kosten die Krankenkasse übernimmt und ob sie dich bei Onlinekursen überhaupt finanziell unterstützt.

17 Was kann ich tun, wenn mein Kind in Beckenendlage liegt?

Dass dein Baby ab und zu mal die Position wechselt, ist völlig in Ordnung. Das bedeutet, dass dein Baby mal quer, mal mit dem Po nach unten und natürlich auch mal mit dem Kopf nach unten liegen darf.

Die meisten Babys liegen mit dem Kopf nach unten. Sollte dein Baby um die 33. Schwangerschaftswoche mit dem Po nach unten liegen, bitte deine Hebamme um Rat und ihr könnt zusammen schauen, was ihr machen könnt. Deine Hebamme kann zum Beispiel »moxen«. Diese Methode kommt aus der traditionellen chinesischen Medizin und soll das Baby anregen, sich zu drehen. Dabei wird ein gewisser Akupunk-

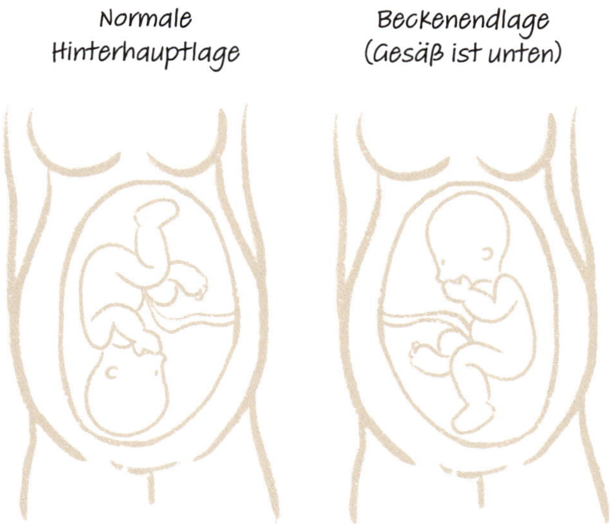

So liegt das ungeborene Baby in der Schädellage und in der Beckenendlage.

turpunkt erwärmt. Viele Babys bewegen sich während oder nach dem Moxen recht viel.

Folgendes kannst du allein machen:

- **Indische Brücke:** Dafür legst du dich mit aufgestellten Beinen in die Rückenlage und schiebst ein Kissen oder Polster unter dein Gesäß, damit es höher liegt. Dadurch kann der Po deines Babys aus der Beckenlage rutschen. Du kannst ein paar Minuten in der Position bleiben – ganz wie es dir gefällt. Sollte es dir in der Position nicht gut gehen, führe die Übung besser nicht durch.
- **Taschenlampe oder Spieluhr:** Eine weitere Möglichkeit ist, dass du deinem Baby mit der Taschenlampe den Weg leuchtest oder eine Spieluhr nutzt. Dafür musst du wissen, in welche Richtung sich dein Baby drehen soll. In diese Richtung führst du die Spieluhr oder die Taschenlampe. Liegt dein Baby zum Beispiel mit dem Rücken auf der rechten Seite, musst du die Taschenlampe oder die Spieluhr links herum führen in Richtung Beckeneingang.

Ein Gespräch mit deiner Hebamme, in dem ihr gemeinsam überlegt, warum dein Baby in deinem Bauch »thront«, kann ebenfalls helfen. Will es dich auf etwas aufmerksam machen? Bist du sehr ängstlich? Hast du viel Stress?

Eine Beckenendlage bedeutet nicht automatisch, dass dein Baby per Kaiserschnitt, auch Bauchgeburt genannt, geboren werden muss. Sollte dein Baby um die 37. Schwangerschaftswoche noch in Beckenendlage liegen, wäre es aber gut, wenn du ein Gespräch mit deiner Geburtsklinik über die Möglichkeiten der Geburt führst. Erkundige dich genau in deiner Geburtsklinik, welche Erfahrungen sie mit Geburten bei Beckenendlage haben. Es ist wichtig, dass sie eine regelmäßige Praxis darin haben.

Wenn es nicht dein erstes Baby ist, kann es auch sein, dass es sich erst um den Entbindungstermin herum noch einmal dreht.

18 Was bedeutet ein positives Ergebnis für B-Streptokokken? Warum wird das untersucht?

Die B-Streptokokken-Untersuchung gehört nicht zu den Leistungen, die die Kasse zahlt. Es handelt sich um einen vaginalen Abstrich. Der Abstrich wird circa in der 36. bis 38. Schwangerschaftswoche empfohlen. B-Streptokokken kommen bei jeder fünften Frau vor, es handelt sich hierbei um Bakterien.

Es gibt unterschiedliche Empfehlungen und Herangehensweisen zu diesem Thema – wir versuchen, dich sachlich und neutral mit allen Informationen zu versorgen. Folgendes Vorgehen wird von Fachleuten vertreten und auch am häufigsten umgesetzt beziehungsweise angewendet: In Absprache mit deiner Hebamme oder deiner Frauenärztin oder deinem Frauenarzt wird der Abstrich auf Streptokokken durchgeführt. Wenn das Ergebnis positiv ist, also Streptokokken zu finden sind, nimmst du unter der Geburt Antibiotika ein, um einer Neugeboreneninfektion vorzubeugen. Die Antibiotika werden während der Geburt in regelmäßigen Abständen gegeben, und zwar so lange, bis dein Baby geboren ist. So soll im Fall eines positiven Streptokokken-B-Tests die Ansteckung durch die vaginale Geburt vermieden werden. Denn wenn sich dein Baby mit diesen Bakterien anstecken würde, kann es zu einer Neugeboreneninfektion kommen, welche zu einer Sepsis werden kann.

Wichtig ist, dass du dir Folgendes klarmachst: Ob du positiv für B-Streptokokken bist oder nicht, kannst du nicht beeinflussen und auch das Vorliegen dieser Bakterien stellt eigentlich keine Schwierigkeit dar. In der Schwangerschaft ist jedoch anzuraten, sich diesbezüglich Gedanken über die Geburt zu machen.

19 Ist es normal, dass der Bauchnabel während der Schwangerschaft nach außen gewölbt ist?

Ja, das ist ganz normal und es geht sehr vielen Schwangeren so. Es ist gut, dass dein Bauchnabel so flexibel ist.

Manchmal ist der Bauchnabel empfindlich und jede Berührung ist unangenehm. Vielleicht hilft es dir, ein Tape darauf zu kleben.

Dein Bauchnabel wird sich nach der Geburt zurückbilden. Es kann sein, dass er nicht mehr ganz genauso wie vor der Schwangerschaft, aber trotzdem schön aussieht. Du hast dich ja auch verändert und bist jetzt Mama.

20 Ich habe vorzeitige Wehen! Was bedeutet das? Und was kann ich tun?

Wenn du vorzeitige Wehen hast, bedeutet das, dass deine Gebärmutter mehr als gewöhnlich kontrahiert – also öfter als die üblichen 10- bis 15-mal pro Tag, die du über den Tag verteilt haben darfst und die dir keine Schmerzen bereiten – und sich der Tonus (Grundspannung) deiner Gebärmutter erhöht. Es kann sein, dass dein Gebärmutterhals sich in einer Schwangerschaftswoche verkürzt, in der das noch nicht gut ist. Denn dann kann sich auch dein Muttermund öffnen und die Geburt könnte zu früh losgehen.

Vorzeitige Wehen können sich zum Beispiel so äußern: Du hast in einer Stunde viermal Kontraktionen, die schmerzhaft sind, in einem regelmäßigen Abstand kommen (bei viermal pro Stunde also circa alle 15 Minuten) und die etwa 45 bis 60 Sekunden andauern. Wenn sie durch Ruhe nicht weggehen, solltest du das ärztlich abklären lassen oder deine Hebamme unterstützend um Rat fragen.

Die Gründe von vorzeitigen Wehen können unterschiedlich sein. Es kann am Stress liegen, an emotionalen Faktoren oder an Infektionen. Was im Fall vorzeitiger Wehen zu tun ist, hängt auch von der Ursache ab. Ist es eine Infektion, wird sie meist medikamentös behandelt. Sind es eher emotionale oder stressbedingte Faktoren, welche die vorzeitigen Wehen auslösen, gilt es, diese anzuschauen und die Situation zu verbessern. Was jedoch immer wichtig ist, ist, Bettruhe einzuhalten; du solltest dich sehr schonen und viel liegen. Das alles ist davon abhängig, in welcher Schwangerschaftswoche du bist und wie dein Gebärmutterhals und dein Muttermund aussehen. Bei vorzeitigen Wehen wird meist Magnesium verschrieben und immer häufiger auch das pflanzliche Bryophyllum-Pulver. Lasse dich diesbezüglich gerne von einer Hebamme oder einer Frauenärztin beziehungsweise einem Frauenarzt beraten.

Ganz wichtig ist zudem, dass du versuchst, zu große Angst und Sorgen möglichst nicht zuzulassen. Dafür können Gespräche sehr hilfreich sein, ebenso Meditationen. Denn die Angst »schnürt« dich ein und führt zu einer Anspannung, was nicht hilfreich ist.

Du siehst also: Auch hier gibt es nicht die eine richtige Antwort und Therapie, sondern es muss sehr individuell geschaut werden.

21 Welche geburtsvorbereitenden Maßnahmen kann ich durchführen?

Es gibt verschiedene Möglichkeiten. Du kannst ganz viel machen, du kannst aber auch gar nichts machen und trotzdem eine schöne Geburt haben. Es kommt immer ein bisschen darauf an, was dich beschäftigt oder wie deine Einstellung ist. Bei der Entscheidung spielt es auch eine Rolle, ob du Ängste bezüglich irgendwelcher Themen hast. Hier ein Beispiel: Wenn du große Angst vor einem Dammriss hast und dich diese Angst unter der Geburt daran hindern könnte, dich zu entspannen und dich auf die Wehen einzulassen, dann ist es sicherlich von großem Vorteil, wenn du als geburtsvorbereitende Maßnahme eine Dammmassage machst. Dann gehst du ohne diese Sorge in die Geburt, und das wirkt sich positiv auf den Geburtsverlauf aus.

Mit der **Dammmassage** kann man ab der 37. Schwangerschaftswoche beginnen; man verwendet dafür einmal täglich ein spezielles Dammmassageöl. Wenn du erst einmal probieren möchtest, wie sich das anfühlt und ob du es überhaupt regelmäßig anwenden möchtest, kannst du auch ein neutrales Öl nehmen.

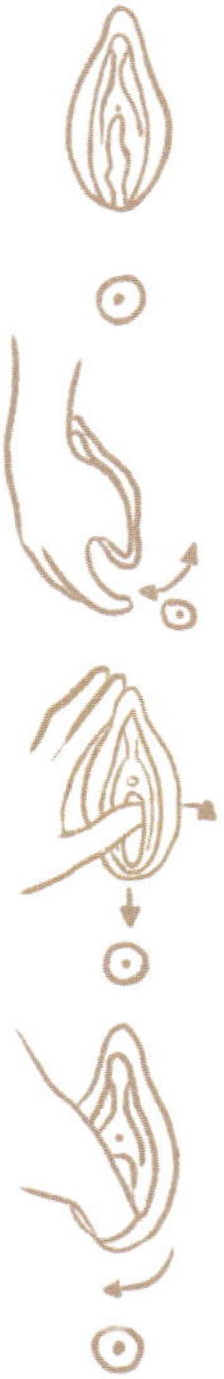

Anleitung für die Dammmassage

1. Suche dir eine Position, in der du deinen Damm gut erreichen kannst. Es kann sein, dass es die tiefe Hocke ist oder stehend mit einem Bein auf einem Stuhl oder auf der Toilette. So kannst du seitlich an deinen Damm kommen. Verreibe das Öl zwischen Daumen, Zeige- und Mittelfinger.

2. Führe den Daumen vaginal Richtung Damm ein, Zeige- und Mittelfinger liegen außen am Damm, sodass sich der Damm zwischen Daumen, Zeige- und Mittelfinger befindet.

3. Massiere das Gewebe in deinem Tempo und in deiner Stärke. Du musst keine bestimmte Abfolge von Massagetechniken anwenden, sondern kannst den Damm intuitiv massieren.

Die Dauer wird oft mit zehn Minuten täglich angegeben; das kann für viele recht lange und oft sein. Um zu entscheiden, wie oft und wie lange du die Massage durchführen willst, empfehlen wir dir, auf dein Gefühl zu achten.

Falls es dir unangenehm ist – schließlich ist dein Damm ein recht sensibler Bereich – oder falls dein Bauch immer mal hart wird und du ein ungutes Gefühl dabei hast, raten wir dir, deinen Damm nicht zu massieren.

Weitere hilfreiche Maßnahmen

Außerdem kannst du **Heublumen-Dampfsitzbäder** nehmen. Auch diese lockern das Gewebe auf; sie wirken entspannend und fördern die Durchblutung.

Akupunktur ist eine weitere gängige Möglichkeit, um das Gewebe auf die Geburt vorzubereiten. Sie wird ab Schwangerschaftswoche 35 + 0 angeboten und soll die Dauer der Geburt um ein bis zwei Stunden verkürzen (das gilt jedoch nur für Frauen, die ihr erstes Baby bekommen). Die Auswertung einer Studie zur Akupunktur bei Schwangeren zeigt, dass der Muttermund kurz vor Geburt geburtsbereiter und weicher ist. Somit ist das schon ein kleiner Vorsprung im Vergleich zu den Frauen, die keine Akupunktur hatten. Die Akupunktur wird wöchentlich gemacht, bis das Baby geboren ist. Vor einem Akupunkturtermin solltest du immer etwas gegessen und getrunken haben! Als Getränk zählt nicht Kaffee.

Auch hier gilt: Wenn du das Gefühl hast, dass es dir nicht guttut, solltest du es lassen.

Im Allgemeinen solltest du deine Vorbereitung nicht davon abhängig machen, was die Gesellschaft als richtig ansieht oder was andere Schwangere in deiner Umgebung so treiben, sondern ganz allein für dich entscheiden, was und ob du etwas machen möchtest und was dir guttut. Sinnvoller ist auch, sich auf ein bis zwei Methoden zu fokussieren, als alle Maßnahmen gleichzeitig auszuprobieren, aber dann nur halbherzig durchzuführen.

INFO

Kurz und knapp zusammengefasst: Alle üblichen geburtsvorbereitenden Maßnahmen kannst du ab der 37. Schwangerschaftswoche anfangen, mit der Akupunktur ab der 36. Schwangerschaftswoche.

22 Was gehört in meine Kliniktasche und wann soll ich anfangen, sie zu packen?

Wir empfehlen dir, deine Kliniktasche bis zur 36. Schwangerschaftswoche gepackt zu haben. Aber auch da gibt es keine Deadline, die für alle gilt; sieh diese Angabe einfach als grobe Richtung an. Ich, Julia, habe damals bei meiner ersten Schwangerschaft die Tasche mit Wehenbeginn gepackt. Ich wollte mich gern ablenken, damit ich den Fokus nicht zu sehr auf Wehenbeginn und Geburt habe. Wenn du wiederum jemand bist, der die Tasche gerne früh fertig haben möchte, also etwa in der 32. Schwangerschaftswoche, so ist das auch total in Ordnung.

Die Kliniktasche sollte alles beinhalten, was du für die Geburt, für die ersten Tage im Wochenbett und für dein Baby brauchst.

Für die Geburt brauchst du:

- Langes und bequemes Shirt, das du zur Geburt anziehen möchtest: Nimm einfach eins, in dem du dich wohlfühlst. Wir haben die Erfahrung gemacht, dass sich viele Frauen wohler fühlen, wenn das Shirt etwas länger ist, um es über den Po ziehen zu können. So kannst du auch mal schnell über den Flur laufen, ohne dich komplett anziehen zu müssen.
- Bikini (falls du in der Badewanne nicht ganz nackt sein möchtest)
- Schuhe, in die du schnell reinschlüpfen kannst und die du gegebenenfalls abwaschen kannst
- Warme Strümpfe, falls du kalte Füße hast (am besten besonders warme selbst gestrickte Socken, denn kalte Füße können eine Wehenbremse sein)
- Wärmekissen oder Wärmflasche

TIPP Sollte dein Partner oder deine Partnerin mit im Krankenhaus bleiben, dann sollte er oder sie die Sachen, die für ihn oder sie wichtig sind, ebenfalls rechtzeitig packen.

- Dinge, die du für dich zum Wohlfühlen brauchst (zum Beispiel eine Musikbox mit Entspannungsmusik)
- Leckeres Essen
- Getränke
- Labello
- Eventuell ein Haargummi
- Massageball
- Ladekabel für dein Handy

Für die Tage nach der Geburt benötigst du:

- 2 bis 3 Schlafanzüge/Nachthemden
- 2 bis 3 bequeme Hosen
- Einige Shirts, Pullover
- 1 längere Strickjacke oder 1 Bademantel
- Bequeme Schlappen
- Deine Wohlfühlartikel, eventuell 1 Kissen
- Handtücher (in manchen Kliniken gibt es aber auch Handtücher)
- Kosmetikartikel (Creme, Deo, Shampoo, Kulturbeutel)
- Eventuell bequeme Unterhosen (im Krankenhaus gibt es auch oft Netzhosen, die sehr praktisch sind)
- 2 Still-BHs
- Stilleinlagen und Einlagen für die Blutung bekommst du in den meisten Kliniken auf der Station.

Für dein Baby brauchst du:

- 1 Body und 1 Oberteil
- 1 Hose, 1 Strampler
- Mütze
- Socken/Strümpfe/Strumpfhose (je nach Jahreszeit)
- Babyschale für den Weg nach Hause
- Jacke, Overall
- Decke

Die meisten Krankenhäuser stellen Babykleidung inklusive Windeln zur Verfügung. Das heißt, du brauchst, wie oben beschrieben, nur ein Outfit für den Weg nach Hause. Falls dein Partner oder deine Partnerin dich aus der Klinik abholt, kann er oder sie zur Not erst dann das Outfit mit der Babyschale mitbringen.

An Dokumenten sind wichtig:

- Mutterpass
- Versicherungskarte
- Unterlagen, die du vorab vom Krankenhaus bekommen hast
- Personalausweise beider Elternteile
- Ein bisschen Bargeld, falls die Anmeldung der Geburtsurkunden vom Haus als Service angeboten wird
- Familienstammbuch

Solltest du schon vorher stationär aufgenommen werden, weil die Geburt bei dir beispielsweise eingeleitet werden soll, dann nimm dir Sachen mit, mit denen du dir die Zeit vertreiben kannst, also beispielsweise ein Buch, eine Zeitung oder ein Tablet.

23 Was beinhaltet ein Geburtsplan und sollte ich einen schreiben?

Aus unserem Alltag im Kreißsaal wissen wir, dass es nicht möglich ist, eine Geburt zu planen. Es sei denn, es handelt sich um eine geplante Bauchgeburt. Unsere Erfahrungen haben gezeigt, dass Frauen, die mit einem vorher verfassten Geburtsplan kommen, auf dem viele Punkte stehen, die sie unter der Geburt nicht haben wollen, oft genau das erhalten, was sie eigentlich nicht wollten. Das liegt einerseits daran, dass die Schwangeren sich auf die Dinge fokussieren, die sie nicht wollen, und nicht darauf, was sie eigentlich möchten. Außerdem sind die Frauen meist nicht flexibel. Sie denken zu viel, überlegen ständig und können sich somit nicht fallen lassen. Sie achten zu sehr darauf, was geschieht und ob sie das in ihrem Plan so angegeben hatten. Wenn es dann nicht so läuft wie gewünscht, führt das oft zu Stress und Verwirrung und die Frauen können sich nur schwer auf die eigentliche Geburt konzentrieren.

Aber natürlich ist es schön und wichtig, selbstbestimmt zu gebären. Das befürworten wir sehr! Wir würden dir jedoch ans Herz legen, statt eines Geburtsplans lieber eine Geburtswunschliste zu erstellen. Da darfst du gern alles notieren, was du dir für deine Geburt wünschst. Wir zeigen dir ein paar Möglichkeiten für Formulierungen:

- Ich wünsche mir eine liebevolle, harmonische Atmosphäre.
- Ein Dammschnitt soll nur im äußersten Notfall gemacht werden.
- Ich habe die Möglichkeit, mich frei zu bewegen.
- Ich kann verschiedene Positionen einnehmen.
- Ich bin dankbar für Vorschläge.
- Ich wünsche mir eine gute Kommunikation mit den Hebammen und Ärztinnen beziehungsweise Ärzten.
- Ich möchte mein Baby selbst hochnehmen.

Dies ist nur ein Vorschlag für eine Wunschliste; du kannst sie natürlich ganz individuell gestalten.

24 Was passiert, wenn ich über den Termin gehe?

Generell werden die wenigsten Babys am errechneten Termin geboren; somit bist du in einem solchen Fall nicht die Einzige.

Besprich das Vorgehen am besten mit deiner Hebamme oder in deiner Arztpraxis. Generell ist vorgesehen, dass du ab dem Termin alle zwei bis drei Tage zur Kontrolle gehen solltest. Dort wird geschaut, wie es dir und deinem Baby geht. Das kennst du schon aus den Vorsorgeuntersuchungen. Wie lange du über den Termin gehen kannst, wird individuell besprochen, und zwar anhand der Untersuchungen und abhängig davon, wie der jeweilige Klinikstandard ist.

TIPP Lasse dich nicht von außen unter Druck setzen. Je entspannter dein Kopf ist, desto eher kommt der Impuls, dass die Wehen starten. Wir wissen, dass das nicht einfach ist, aber es ist hilfreich, dir diesen Ratschlag gern immer wieder in dein Bewusstsein zu holen!

Bei den Untersuchungen geht es um folgende Fragen: Wie geht es deinem Baby, dir, der Plazenta und wie sieht es mit dem Fruchtwasser aus? Du siehst, auch hier werden wieder einige Komponenten berücksichtigt.

Bevor es zu einer Einleitung der Geburt in einer Klinik kommt, empfehlen wir dir, deinem Baby und dir auf natürlichem Wege zu helfen, die Geburt anzuregen. Das können unterschiedliche Methoden sein: Zum Beispiel kannst du es dir mit deinem Partner oder deiner Partnerin gemütlich machen, ein entspannendes Bad nehmen oder den Einleitungstee trinken. In manchen Krankenhäusern wird auch Rizinusöl gegeben oder eine Eipollösung (vaginale Untersuchung, bei der die Eihaut vom Muttermund gelöst wird) durchgeführt.

Tipps für den Partner oder die Partnerin

In der Phase der Schwangerschaft kann deine Frau sehr sensibel und emotional sein. Hier wäre es empfehlenswert, ihr ganz viel Aufmerksamkeit zu schenken und ihr das Gefühl zu vermitteln, nicht allein zu sein. Biete ihr deine Hilfe an, wann immer es dir möglich ist. Trage zum Beispiel schwere Einkaufstaschen, gib ihr am Abend eine kleine Massage oder bringe ihr in der Anfangszeit Frühstück ans Bett.

Rezept für einen Einleitungstee

Dieser Tee wird auch in der Apotheke angeboten. Du kannst ihn aber auch selbst zubereiten. Eisenkraut findest du auch in kleinen Mengen in der Apotheke. Die anderen Zutaten gibt es im Supermarkt.

Für den Tee brauchst du:

- 1 Stück Ingwer
- 10 Nelken
- 1 Stange Zimt
- 2 EL Eisenkraut
- Optional etwas Honig oder Zitrone

Und so bereitest du ihn zu:

1. Bringe 1 Liter Wasser zum Kochen.
2. Gib die Zutaten hinzu, lasse sie 10 Minuten ziehen und gieße die Mischung dann durch ein Sieb ab
3. Füge für den besseren Geschmack gegebenenfalls Honig oder Zitrone hinzu.
4. Trinke den Tee über den Tag verteilt.

Wenn du magst, kannst du den Tee an einem weiteren Tag noch einmal trinken. Geschmacklich ist er nicht so lecker, daher kannst du Honig und/oder Zitrone hinzufügen. Trinke den Tee bitte nicht vor dem Geburtstermin, sondern erst, wenn du über Termin bist, am besten ab dem vierten oder fünften Tag. Bis dahin darfst du deinem Körper ruhig Zeit geben. Den Tee vorher zu trinken, hat in den meisten Fällen sowieso keine Wirkung, da dein Körper und dein Baby noch nicht im Geburtsmodus sind. Der Tee kann also nur helfen, wenn ihr beide bereit seid.

2

GEBURT

Mit der Geburt endet die Schwangerschaft und nicht nur dein Baby wird geboren, sondern auch du als Mama. Es ist ein außergewöhnliches Erlebnis, das dir noch mal bewusst macht, welche Wunder dein Körper vollbringen kann.

25 Welche Möglichkeiten des Geburtsbeginns gibt es und was soll ich dann tun?

Eine Geburt kann durch einen Blasensprung, durch Wehen, durch den Abgang des Schleimpfropfs oder durch vaginale Blutungen losgehen. Damit du dich gut vorbereitet fühlst, möchten wir dir jede dieser Möglichkeiten im Folgenden kurz erklären.

Blasensprung

Der Blasensprung kann ganz unterschiedlich aussehen: Bei manchen Frauen tröpfelt es nur ganz leicht, bei anderen macht das Fruchtwasser beim Abgang ein richtig lautes Geräusch (wie ein »platsch«). Solltest du dir unsicher sein, gehe zur Abklärung in die Klinik oder zu deiner Hebamme. Du kannst dir aber auch in der Apotheke für zu Hause pH-Streifen besorgen und damit den pH-Wert der Flüssigkeit im Bereich der Scheide bestimmen: Der pH-Wert von Fruchtwasser beträgt 7 bis 7,5. Die normale Scheidenflora hingegen hat ein saures Milieu und somit einen Wert von 3,4 bis 4,5.

In Bezug auf den Geburtsbeginn und den Blasensprung ist auch wichtig zu wissen, wie dein Streptokokken-B-Abstrich ausgefallen ist. Sollte dieser positiv sein, bekommst du in der Klinik sehr wahrscheinlich zeitnah Antibiotika. Das wird empfohlen, weil Streptokokken für Erwachsene zwar keine Auswirkungen haben, für Neugeborene aber gefährlich werden können. Durch eine Infektion mit B-Streptokokken während der Geburt kann es in wenigen Fällen zu einer Neugeborenensepsis kommen.

Wehen

Wenn die Geburt mit Wehen startet, fragen sich viele Frauen, wann sie nach dem Beginn der Wehen ins Geburtshaus oder in die Klinik fahren sollen. Prinzipiell solltest du dich auf den Weg machen, wenn du dich zu Hause in irgendeiner Weise unwohl fühlst. Ansonsten ist ein guter Richtwert: Geburtswehen sind regelmäßige Wehen alle fünf bis sieben Minuten, die über einen längeren Zeitraum immer wiederkehren, beispielsweise eine Stunde lang.

Wenn du dir nicht sicher bist, ob du Geburtswehen oder noch Übungswehen hast, kannst du den Badewannentest machen. Lege dich dafür in eine mit warmem Wasser gefüllte Badewanne und schaue, ob deine Wehen unverändert bleiben oder stärker werden. Dabei solltest du nicht allein sein. Es könnte nämlich sein, dass du beim Aussteigen Hilfe brauchst, wenn die Wehen doch stärker werden oder dein Kreislauf nicht ganz stabil ist. Es kann natürlich auch sein, dass die Wehen im warmen Wasser weniger werden oder ganz aufhören. Dann kannst du dir eigentlich sicher sein, dass es noch keine Geburtswehen sind.

Schleimpfropf

Ist der Schleimpfropf ein sicheres Zeichen für den Anfang der Geburt? Die Antwort auf diese Frage ist: »jein.« Der Schleimpfropf kann kurz vor der Geburt abgehen, kann sich aber auch schon ein bis eineinhalb Wochen vor der Geburt lösen. Er verschließt sozusagen den Muttermund und verhindert so in der Schwangerschaft das Aufsteigen von beispielsweise Bakterien. Er kann von Frau zu Frau anders aussehen: Manchmal ist er ein großer Schleimhaufen mit dünnen Blutfäden, manchmal ist er aber auch so klein, dass Frauen ihn gar nicht bemerken.

Darmentleerung

Ein weiteres Anzeichen, dass es bald losgehen kann, ist die häufigere Darmentleerung. Es kann sein, dass du einige Tage vor der Geburt oder einige Stunden vor der Geburt häufiger Stuhlgang hast. Bei manchen Frauen ähnelt dies einem Durchfall. Wenn dein Darm sich vor der Geburt entleert, ist das ein gutes Zeichen. Dadurch macht er Platz für dein Baby und durch die Bewegung des Darms wird die Gebärmutter angeregt, Wehen zu produzieren. Außerdem brauchst du dir dann keine Sorgen mehr darüber zu machen, unter der Geburt ungewollt Stuhlgang zu haben.

Nestbautrieb

Vom »Nestbautrieb« hast du bestimmt auch schon oft gehört. Dieser kann sich auf unterschiedliche Art und Weise bemerkbar machen: Manche Frauen verspüren eine innere Unruhe, manche müssen unbedingt noch irgendwelche Dinge erledigen, bevor das Baby da ist. Dazu können Hausputz oder das Waschen der Gardinen gehören, aber auch noch einmal schön essen zu gehen, falls man sich das vorgenommen hatte.

Vaginale Blutungen

Kommen wir nun zum letzten Beispiel, wie deine Geburt losgehen kann: vaginale Blutungen. Hierbei muss man unterscheiden, welche Menge an Blut verloren wird. Denn eine leichte Schmierblutung in Zusammenhang mit Wehen kann ein gutes Zeichen sein. Oft ist es der Muttermund, der sich öffnet. Dabei reißen kleine Gefäße ein, die zu einer leichten Schmierblutung führen können. Solltest du dir unsicher sein, kannst du es immer in deiner Wunschklinik abklären lassen. Kommt es aber zu einer starken Blutung, dann kontaktiere sofort den Notarzt.

26 Ist immer eine Hebamme bei der Geburt dabei und begleitet sie mich auch im Wochenbett?

Ja, es ist immer eine Hebamme bei der Geburt dabei. Viele wissen nicht, dass es sogar gesetzlich geregelt ist, dass der Arzt oder die Ärztin die Geburt nicht allein begleiten darf, sondern immer eine Hebamme hinzugezogen werden muss. Die Hebamme darf – auch das ist gesetzlich vorgeschrieben – eine normale Geburt allein leiten. Wenn es zu Auffälligkeiten kommt, ist sie verpflichtet, den Arzt beziehungsweise die Ärztin dazuzurufen.

Diese Regeln sind auch gut so, denn Hebammen sind Expertinnen, was die Schwangerschaft, die Geburt und das Wochenbett angeht. Umso trauriger ist es, dass es politisch für die Arbeit der Hebammen so wenig Anerkennung gibt. Wir Hebammen wünschen uns für die Zukunft, dass es weiterhin genügend Hebammen für die Frauen zu Hause und auch in den Kreißsälen gibt.

Deine Hebamme, die dich in der Klinik zur Geburt begleitet, ist nicht automatisch deine Hebamme für das Wochenbett – es sei denn, ihr habt das vorher abgesprochen und sie ist deine Beleghebamme. Da es immer weniger Hebammen gibt, ist es wichtig, dass du dich recht früh um eine Begleitung durch eine Hebamme kümmerst (siehe dazu auch Frage 2 ab Seite 11).

27 Warum werden vaginale Untersuchungen unter der Geburt durchgeführt?

Nur über die vaginalen Untersuchungen können Hebammen und auch Ärztinnen und Ärzte genau sagen, in welcher Geburtsphase du dich befindest. Bei der Untersuchung werden die Position, die Länge, die Konsistenz und die Weite des Gebärmutterhalses ermittelt. Außerdem wird festgestellt, wie dein Kind im Bauch liegt, das heißt, ob es mit dem Kopf oder mit dem Po nach unten liegt. Es kann auch sein, dass der Hebamme bei der vaginalen Untersuchung kleine Füßchen entgegenkommen. Zudem kann genauestens ertastet werden, in welcher Beckenebene sich dein Baby befindet, und somit eine ungefähre Aussage darüber getroffen werden, wie lange die Geburt noch dauern wird.

Ablauf einer vaginalen Untersuchung

Die Hebamme oder der Arzt beziehungsweise die Ärztin klären dich vorher über den Vorgang auf. Die Untersuchung wird mit sterilen Handschuhen durchgeführt. Zur Unterstützung kann ein steriles Gleitgel genutzt werden. Du kannst in deiner Position bleiben, denn man kann beispielsweise auch auf dem Hocker untersuchen. Zur Untersuchung werden ein beziehungsweise zwei Finger in deine Scheide eingeführt. Solltest du vorher einen Blasensprung gehabt haben, wird deine Vulva mit einem schleimhautfreundlichen Desinfektionsmittel übergossen beziehungsweise gereinigt. So wird das Aufsteigen von Bakterien verhindert, denn ohne intakte Fruchtblase fehlt der Schutz des Babys vor aufsteigenden Keimen.

Im Krankenhaus wird unter der Geburt mit regelmäßiger Wehentätigkeit meistens in einem Abstand von zwei bis drei Stunden nach deinem Muttermund geschaut. Zu Hause oder im Geburtshaus kann das anders sein; oft wird dort eher seltener untersucht.

28 Welche Atemtechniken gibt es für die Geburt?

Wir sind der Meinung, dass du zunächst so weiteratmen kannst, wie du normalerweise atmest. Solange es dir und deinem Baby damit gut geht, musst du dir keine Gedanken darüber machen. Wenn die Wehen kräftiger und die Abstände kürzer werden, kann die Atmung eine große Hilfe sein, damit du nicht verspannst. Wir erklären dir im Folgenden ein bis zwei Atemtechniken, die du vorab üben solltest. Denn wenn du sie vorher nicht ausprobiert hast und sie dann unter der Geburt brauchst, ist es recht schwierig für dich, dich darauf einzulassen. Gewohntes kannst du zum Zeitpunkt der Geburt schnell aus dem Gedächtnis abrufen, daher nimm dir gern genügend Zeit dafür, diese Atemtechniken in Ruhe zu üben. Wenn du einen Geburtsvorbereitungskurs besuchst oder unseren Momallie-Kurs mitmachst, dann bekommst du auch einen Einblick in hilfreiche Atemtechniken.

Wichtig ist für die Geburt, die Atmung nicht anzuhalten. Denn wenn du die Atmung unterbrichst, bekommt dein Baby nicht so viel Sauerstoff und dein ganzer Körper verspannt sich. Daher ist der kontinuierliche Atemfluss wichtig für dich, dein Baby und den Verlauf der Geburt.

Wenn die Wehen intensiver werden, kann es gut sein, dass die tiefe Bauchatmung dich gut durch die Wehen bringt. Dafür atmest du durch die Nase ein, atmest in den Bauch gegen die Anspannung (Wehe) und pustest deinen Bauch etwas auf, wie einen Ballon. Dann atmest du über den Mund wieder aus. Du gehst mit der Wehe in deinem Atemtempo mit. Die Wehe ist wie eine Welle: Sie baut sich langsam auf, wird stärker, hat ihren Höhepunkt, den sie kurz hält, und fällt dann wieder ab. Mit dieser Welle darfst du gern mitgehen und deine Atmung dem Fluss der Wehe anpassen. Du kannst die Wehe also erst einmal kommen lassen und je nach Stärke der Wehe die Atmung intensivieren. Die tiefe Bauchatmung solltest du vorab immer wieder üben, denn sie ist ein gutes Tool, das du nutzen kannst, um durch die Wehen zu gehen.

Übung für die tiefe Bauchatmung

Du kannst die Bauchatmung sehr gut mit deinem Partner oder deiner Partnerin üben. Wenn ihr abends auf dem Sofa liegt, kann dein Partner oder deine Partnerin sich hinter dich setzen und seine beziehungsweise ihre warme Hand auf deinen Unterbauch legen und du kannst die Wärme der Hand spüren. Dann schickst du deinen Atem beim Einatmen in die Hand deiner Partnerin oder deines Partners. Dadurch hebt sich die Hand und beim Ausatmen senkt sie sich wieder. Euer Baby wird es wahrscheinlich genießen und sich freudig bewegen. Du kannst diese Übung jederzeit auch für dich machen, immer wenn dir danach ist. Hier sind ein paar Inspirationen: abends im Bett, morgens vor dem Aufstehen, wenn dein Bauch etwas hart wird, wenn du bei einer Untersuchung bist und du angespannt bist.

Alternativ kannst du beim Einatmen bis vier und beim Ausatmen bis sechs oder acht zählen. Auch das Tönen kann am Ende der Geburt sehr hilfreich sein und kommt oft intuitiv. Wenn nicht, probiere es gern aus, beim Ausatmen auf dem tiefen A oder O zu tönen.

Denke daran, dass die Wehe ein sehr wichtiger Bestandteil der Geburt ist: Ohne die Wehe kann es keine Geburt geben. Der Muttermund kann sich nicht öffnen und dein Baby kann nicht tiefer kommen und geboren werden. Du kannst die Wehen also als sehr positiv und sehr essenziell betrachten.

Wenn du Yoga machst oder regelmäßig meditierst, hast du ebenfalls eine gute Atemvorbereitung. Es wird oft erzählt, dass du außerdem das »Hecheln und Pressen« können musst. Das sehen wir nicht so; unserer Ansicht nach sind dies Techniken, die unter der Geburt entweder instinktiv kommen oder die dir deine Hebamme in diesem Moment zeigen wird.

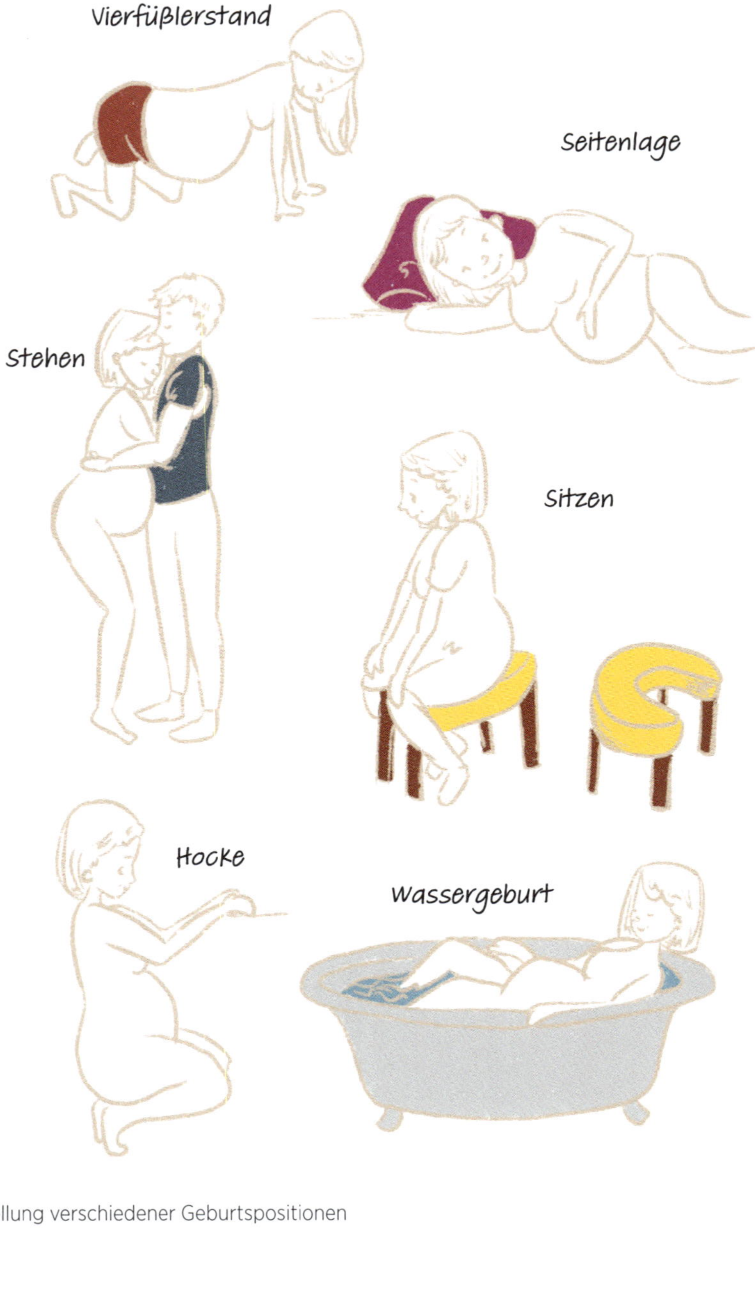

Darstellung verschiedener Geburtspositionen

29 Welche Geburtspositionen gibt es und kann ich die Geburtsdauer damit beeinflussen?

Es gibt unterschiedliche Gebärpositionen, die wir dir im Folgenden näherbringen wollen. Generell kann man sagen, dass die aufrechten Positionen und die Bewegung unter der Geburt die Geburtsdauer um ungefähr zwei Stunden verkürzen können. Das gilt zumindest beim ersten Kind; hier geht man von einer Geburtsdauer von circa 12 bis 14 Stunden aus. Auch das kann sehr unterschiedlich sein und muss nicht bedeuten, dass du auf jeden Fall die angegebene Zeit brauchst, um zu gebären. Es gibt auch Frauen, die ihr erstes Baby in fünf Stunden bekommen. In den aufrechten Positionen wird sich zudem dein Empfinden in Bezug auf das Druckgefühl während einer Wehe verändern. Außerdem muss dann in der Regel eine Episiotomie (Dammschnitt) seltener durchgeführt werden.

Wähle am besten immer die Position aus, die sich für dich gut anfühlt. Es ist sehr wichtig, dass du dabei intuitiv bleibst. Wenn dir nach Liegen ist, dann lege dich hin. Wenn du dich im Stehen wohler fühlst, dann stelle dich hin. Du kannst immer wieder eine andere Position einnehmen; durch deine Bewegung ist dein Becken flexibler und die Schwerkraft kann dir bei deiner Geburt helfen. Sollte aus irgendwelchen Gründen die eine oder andere Position nicht günstig sein, weil dein Kind sie nicht mag, wird deine Hebamme dich darauf aufmerksam machen.

Vierfüßlerstand

Der Vorteil dieser Position ist, dass sie durch den veränderten Schwerpunkt den Damm nur minimal belastet. Beim Vierfüßlerstand kniest du auf dem Kreißbett oder auf einer Matte vor dem Bett. Der Kopf kann entweder auf dem Kopfteil des Bettes abgelegt werden oder beim Partner oder der Partnerin, bei-

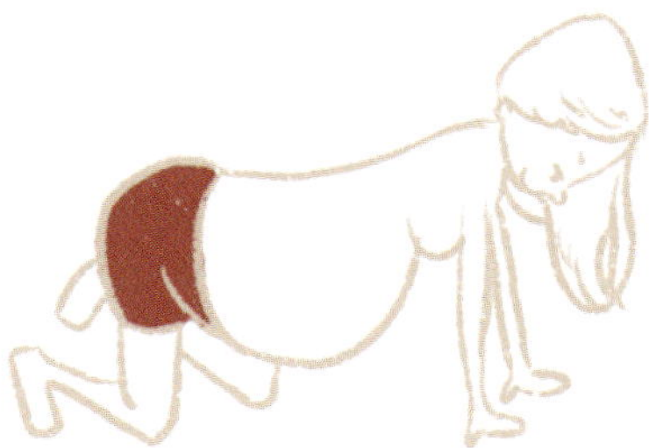

Im Vierfüßlerstand besteht nur ein minimaler Druck auf den Damm.

spielsweise auf dem Schoß. In den Wehenpausen kannst du dich in den Fersensitz begeben. So wird die Bewegung im Becken unterstützt und der Geburtsverlauf positiv beeinflusst.

Du kannst in dieser Position auch gebären. Dein Baby wird dir nach der Geburt einfach durch die Beine nach oben gegeben oder du nimmst es sogar selbst hoch.

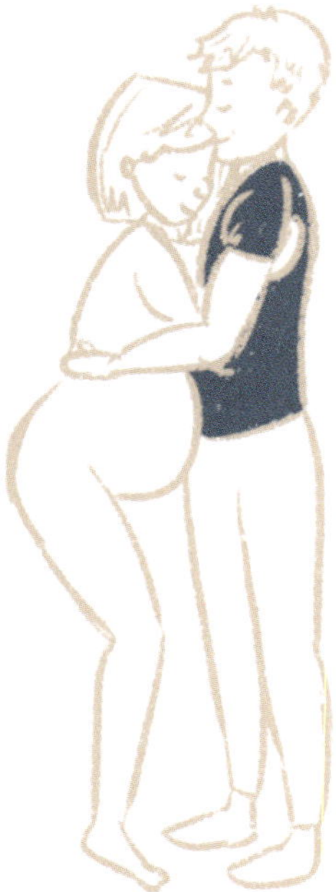

Die Position im Stehen ist die optimale Möglichkeit, die Schwerkraft zu nutzen.

Geburt im Stehen

Bei dieser Position ist die Wirkung der Schwerkraft ein enormer Vorteil. Du stehst meistens vor dem Untersuchungstisch fürs Kind und stützt dich mit den Ellenbogen ab. In den meisten Kliniken kann man auch das elektrische Bett nach oben fahren, sodass du deinen Kopf und deine Ellenbogen auf das weichere Bett ablegen kannst.

Es gibt auch die Variante, sich im Stehen in einem Tuch festzuhalten. Dabei ist die Position aufrechter als in der abgestützten Variante. Wenn du möchtest, könntest du dir einen kleinen Hocker oder Tritthocker danebenstellen und zu jeder Wehe abwechselnd das linke oder rechte Bein aufstellen. Dadurch kommt zusätzliche Bewegung in das Becken. Ist die Wehe dann da, empfiehlt es sich, das Becken schön zu kreisen. Auch in dieser Position kannst du dein Baby gebären.

Gebärhocker

Den Hocker unter der Geburt zu verwenden, hat den Vorteil, dass die Schwerkraft gut genutzt werden kann. Zudem ist der Beckenausgang in dieser Position um etwa einen Zentimeter größer, was vor allem in der Endphase der Geburt hilfreich ist.

Auf dem Gebärhocker kannst du verschiedene Positionen ausprobieren. Du kannst dich zum Beispiel mit geöffneten Beinen und einem standfesten Bodenkontakt auf den Hocker setzen. Dein Partner oder deine Partnerin kann sich hinter dich stellen oder setzen. So kannst du dich leicht zurücklehnen und dich in den Wehenpausen fallen lassen. Für die andere Variante benötigst du ein von der Decke herabhängendes großes Tuch, an dem du dich festhältst, statt sich bei deinem Partner oder deiner Partnerin anzulehnen.

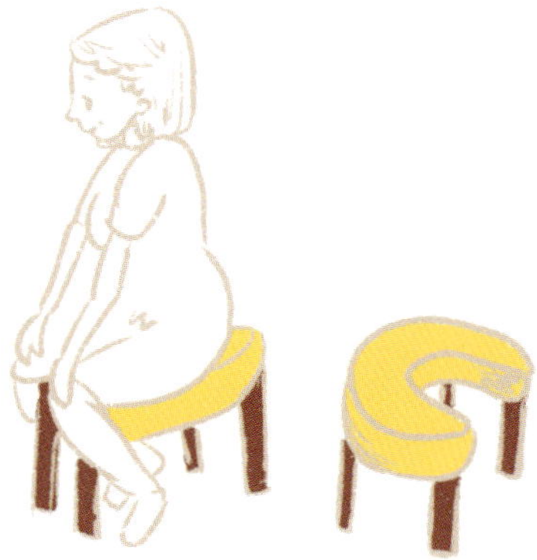

In der Position auf dem Gebärhocker wird der Vorteil der Schwerkraft genutzt, sie sollte aber nicht zu lange am Stück eingenommen werden.

Auch in dieser Position kann dein Baby geboren werden. Die Hebamme sitzt meistens unter dir und nimmt es in Empfang. So kannst du es wieder selbstständig zu dir hochnehmen oder die Hebamme reicht es dir.

Bei dieser Position ist wichtig, zu beachten, dass du zwar eine gewisse Zeit unter der Geburt in ihr bleiben kannst, aber leider nicht stundenlang. Denn zu lange auf dem Hocker zu sitzen, belastet zum einen die Kniegelenke und zum anderen kann der Muttermund schnell anschwellen und sich dadurch eventuell schlechter öffnen.

TIPP Du merkst: Jede Geburt ist anders und jede Gebärende muss ihren Weg finden. Handle nach deinem Bauchgefühl; du musst keine bestimmte der vorgestellten Positionen verwenden. Das würde dich unter der Geburt nur unter Druck setzen, wenn du zum Beispiel zu erschöpft bist und dadurch keine Kraft mehr hast, dich aufrecht hinzustellen. Nimm stattdessen die Situation so, wie sie kommt. Ganz grundsätzlich kannst du aber jede der beschriebenen Positionen in der Eröffnungsphase ausprobieren und auch jede zum Gebären nutzen.

Seitenlage

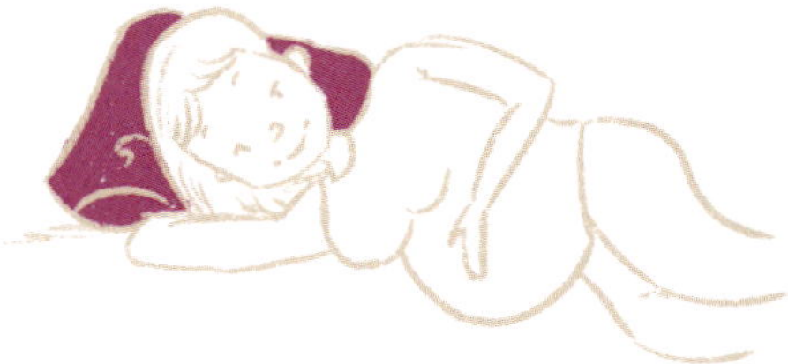

Die Position in der Seitenlage ist gut für eine kurze Ruhepause.

In der Seitenlage ist es erst einmal egal, auf welcher Seite du liegen möchtest. Gut wäre aber, die Seite regelmäßig zu wechseln, um die Bewegung im Becken zu behalten. Diese Position eignet sich zum Beispiel dann, wenn du etwas erschöpft bist und eine Pause brauchst. So kannst du in den Wehenpausen eventuell etwas dösen und Kraft sammeln.

Rückenlage

Auch in der Rückenlage kannst du gebären. Dabei liegst du auf dem Rücken mit leicht erhobenem Kopfteil. In dieser Position lässt sich die Schwerkraft leider nicht wirklich nutzen und dein Baby muss mehr Kraft aufwenden, um durch den Geburtskanal zu kommen. Es kommt jedoch durchaus vor, dass alle anderen Positionen mehrfach ausprobiert wurden, die Gebärende sich aber in der Rückenlage am wohlsten fühlt. Das Erstaunliche ist, dass dann auch der Geburtsfortschritt meist deutlich schneller funktioniert als in allen anderen Lagen.

30 Was sind die Vor- und Nachteile einer Wassergeburt?

Wasser hat einige Vorteile. Durch das warme Wasser kannst du besser entspannen, auch wenn die Wehen kräftig sind oder kräftiger werden. Die Muskulatur ist lockerer und die Durchblutung nimmt zu. Durch diese Entspannung kann sich die Geburtsdauer verkürzen. Das Wasser bietet zudem einen gewissen Gegendruck am Damm, wenn das Baby geboren wird. Dadurch entsteht ein natürlicher Dammschutz und es kommt seltener zu Geburtsverletzungen. Das Gewebe ist im Wasser meist dehnbarer.

Ein weiterer Vorteil ist, dass du »an Land« wahrscheinlich eher ein Medikament gegen die Wehen brauchst und die Geburt im Wasser auch ohne meisterst. Dein Baby kommt ganz sanft vom Wasser ins Wasser. Unsere Beobachtung ist, dass Babys, die im Wasser geboren werden, oft entspannter sind.

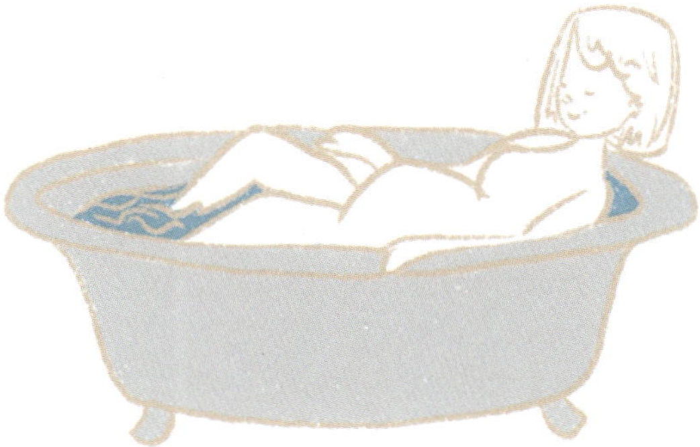

Eine Wassergeburt kann die Entspannung erleichtern.

Ein Nachteil kann sein, dass du nur ins Wasser gehen kannst, wenn der Geburtsverlauf unauffällig ist. Solltest du schon eine Periduralanästhesie (PDA) oder andere medizinische Mittel bekommen haben, ist der Besuch der Wanne nicht möglich. Manchen Frauen macht zudem ihr Kreislauf zu schaffen; auch dann ist die Wanne vielleicht nicht der richtige Ort während der Geburt.

In Bezug auf die Geburt im Wasser bestehen diese Kontraindikationen (das heißt, in diesen Situationen ist von einer Wassergeburt dringend abzuraten):

- Dickes grünes Fruchtwasser
- PDA
- Beckenendlage
- Zwillingsgeburt (hier aber nur in der Endphase kontraindiziert)
- Pathologisches CTG (»unnormale« Herztöne beim Kind, ausgelöst zum Beispiel durch Stress deines Babys bei zu heftigen Wehen oder grünem Fruchtwasser)
- Unwohlsein/Kreislaufbeschwerden der Mutter

Wir empfehlen dir, die Wanne während der Geburt auszuprobieren, wenn du kannst. Du kannst jederzeit wieder aus der Wanne aussteigen, wenn es dir dort nicht mehr gefällt, oder dich nach einer längeren Pause wieder ins Wasser legen.

31 Wie kann meine Partnerin oder mein Partner mich bei der Geburt unterstützen?

Bei dieser Frage solltest du genau überlegen, ob du die Begleitung deines Partners oder deiner Partnerin für dich oder für euch brauchst. Denn wenn du deinen Partner oder deine Partnerin mitnimmst, weil sie oder er es gern möchte und du das aber nicht wirklich möchtest, kann es dich unter deiner Geburt beeinflussen. Also sei bei dieser Entscheidung gern ehrlich mit dir und deinem Partner oder deiner Partnerin.

Wenn du dich entschieden hast, dass er oder sie dich begleiten soll, dann darf er oder sie dir gern eine Stütze sein. Sag ihm oder ihr gern vorab, dass es sein kann, dass du unter der Geburt anders bist als sonst. Deine Antworten auf Fragen können ab einer gewissen Geburtsphase kurz, knapp und nicht unbedingt freundlich sein. Das ist ganz normal und deine Partnerin oder dein Partner sollte es nicht persönlich nehmen. Denke daran, dass die Geburt auch für ihn oder sie eine Herausforderung ist und wahrscheinlich eine noch recht unbekannte, neue Situation.

Er oder sie darf sich immer gern im Bereich deines Kopfs aufhalten, denn dann ist die Wahrscheinlichkeit sehr gering, dass er oder sie etwas sieht, das er oder sie nicht sehen mag. Besprich auch gern vorher, welche Einblicke du gewähren möchtest und welche nicht für dich in Ordnung wären. Deine Partnerin oder dein Partner kann gern eine beobachtende, zurückhaltende Position einnehmen. Dann merkt er oder sie, dass du dich veränderst, dass du immer mehr zu tun hast und mit dir beschäftigt bist, und wird mit der Zeit wahrscheinlich nicht mehr so viel fragen.

Wenn du in den Wehenpausen einschläfst, dann ist das sehr gut und auch völlig in Ordnung. Es ist sogar sehr wichtig, denn Schlaf ist eine sehr gute Entspannung! Wenn du schwitzt, wäre es hilfreich, wenn deine Partnerin oder dein Partner dir einen kalten, feuchten Waschlappen auf deine Stirn legt. Wenn du das doch nicht magst, legst du ihn einfach wieder weg. Oft vergessen Frauen unter der Geburt, genug zu trinken; also kann dein Partner oder deine Partnerin dir gerne etwas in regelmäßigen Abständen anbieten. Außerdem kann er oder sie dich gerne an den Toilettengang erinnern und natürlich auch begleiten.

Das gilt natürlich auch bei den Geburtspositionen: Hier kann er oder sie dich halten und unterstützen. Er oder sie darf auch gern die Hand auf deinen Bauch legen, um dich an die tiefe Bauchatmung zu erinnern. Perfekt wäre es natürlich, wenn ihr das vorher zusammen geübt habt. Wenn er oder sie merkt, dass du verspannst, ist es oft sehr hilfreich, dich durch die »Berührung« und nicht durch »Auf-dich-Einreden« daran zu erinnern, dass du dich entspannen sollst. Man erkennt deine Verspannung daran, dass du die Schultern hochziehst, die Stirn runzelst, hohe Töne tönst, die Beine zusammennimmst und ins Hohlkreuz gehst. Auch dann darf dein Partner oder deine Partnerin dir die Hand als Erinnerung auf die Stirn und die Schultern legen. Vielen Frauen hilft das gemeinsame Atmen unter einer Wehe enorm! Auch dabei kann er oder sie dich unterstützen. Falls du kalte Füße hast, kann er oder sie dafür sorgen, dass sie warm werden, zum Beispiel durch ein Wärmekissen. Als kleine Information für dich: Kalte Füße können uneffektive Wehen verursachen.

Eine Kreuzbeinmassage könnte dir unter den Wehen guttun, wenn es sich für dich gut anfühlt und du Berührung tolerierst. Dabei bietet dein Partner oder deine Partnerin während der Wehe mit seiner oder ihrer Hand am Kreuzbein Gegendruck oder er oder sie massiert unabhängig von den Wehen dein Kreuzbein. Wenn du es nicht magst, probiert zusammen mal nur Wärme in diesem Bereich aus.

Das »Äpfelschütteln« könnte auch angenehm für dich sein: Dein Partner oder deine Partnerin greift von hinten deine Pobacken und rüttelt sie hin und her. Dadurch können sich deine Pomuskulatur und dein Beckenboden entspannen.

Außerdem kann dein Partner oder deine Partnerin gewisse Dinge regeln, die ihr vorher besprochen habt. Das können anstehende organisatorische Sachen oder Entscheidungen sein, die du wegen der Wehen nicht objektiv treffen kannst. Solltest du vorher beispielsweise gesagt haben, dass du erinnert werden möchtest, keine PDA (Periduralanästhesie) zu erhalten, kann er oder sie diese Erinnerungsstütze sein. Wenn im Kreißsaal viel los ist, dann darf er oder sie um mehr Ruhe bitten und den Raum für dich schützen.

32 Welche Möglichkeiten gibt es, Schmerzen unter der Geburt zu lindern?

Um unter der Geburt Schmerzen zu lindern, gibt es natürliche Vorgehensweisen sowie medikamentöse Mittel.

Schon in der Schwangerschaft kannst du dich zum Beispiel mit dem Thema **Hypnobirthing** auseinandersetzen. Dies ist ein Zusammenspiel zwischen Tiefenentspannung und Hypnose. Statistiken zeigen, dass man mit Hypnobirthing die Geburt um zwei Stunden verkürzen kann. Außerdem berichten in Hypnobirthing erfahrene Frauen, dass sie dadurch weniger Schmerzen unter der Geburt hatten. Wenn du dich dafür interessierst, solltest du dich spätestens drei Monate vor Geburt mit diesem Thema beschäftigen.

Aber auch ohne Hypnobirthing gibt es ein paar Möglichkeiten, um den Schmerz zu lindern. Ganz wichtig sind Bewegung und Wärme! Du wirst unter den Wehen merken, was dir guttut und was nicht. In den meisten Fällen gehen die Frauen spazieren, um die Wehen in Bewegung gut zu veratmen. Eine weitere gute Idee ist die Badewanne; dort kannst du in den Pausen gut entspannen und Kraft sammeln. Wenn du möchtest, kannst du auch in der Badewanne gebären.

Wenn deine Hebamme **Akupunktur** kann, kannst du auch dies nutzen oder ausprobieren. Wichtig zu wissen ist, dass man mit der Akupunktur schon recht früh unter der Geburt anfangen muss.

Um mit den Wehen besser zurechtzukommen oder aber den Geburtsverlauf günstig zu beeinflussen, kannst du auch **Homöopathie** nutzen. Manche Hebammen setzen Homöopathie ein, um den Verlauf der Geburt zu unterstützen. Falls die Wehen unkoordiniert oder zu schwach sind oder der Kopf sich nicht so richtig einstellen mag, können homöopathische Mittel helfen.

Ein kleiner Hebammentipp ist, dir eine eigene **Wärmflasche** mit in den Kreißsaal zu nehmen. Denn in den meisten Fällen wirst du von der Klinik aus hygienischen Gründen keine Wärmflasche erhalten.

Wenn du zusätzlich etwas gegen die Schmerzen brauchst, gibt es **Medikamente**, die für den Anfang der Geburt geeignet sind, beispielsweise Zäpfchen, die entkrampfend und in gewisser Weise gegen Schmerzen

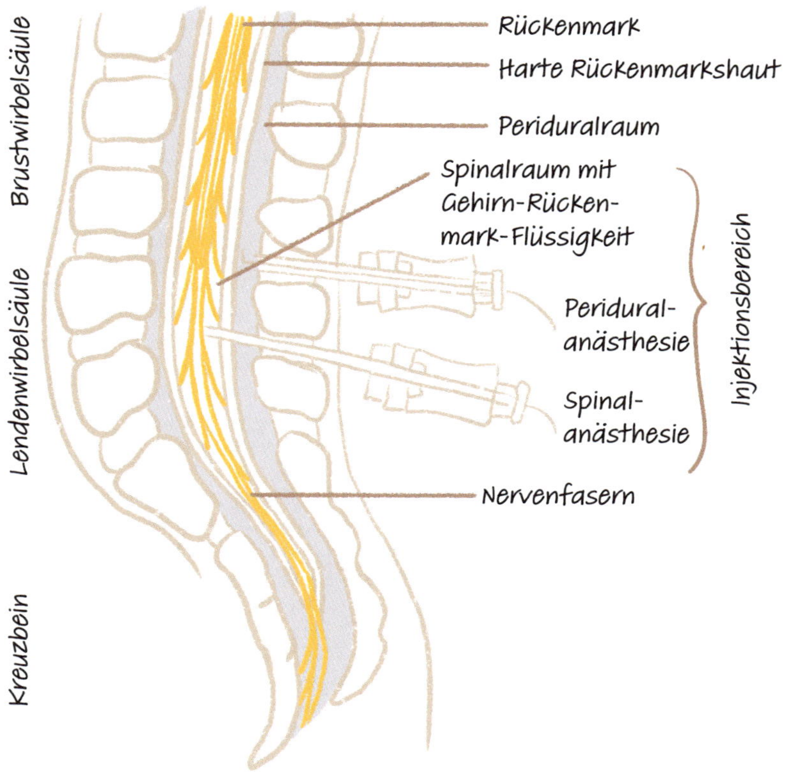

Darstellung einer PDA-Anlage; diese wird in den Periduralraum gelegt.

wirken. Außerdem kann eine kleine **Kurzinfusion** mit Schmerzmittel oder eine Spritze in den Muskel eingesetzt werden. Beides bewirkt, dass du entspannen und eventuell sogar für einen kurzen Moment schlafen kannst.

Das wohl bekannteste Verfahren zur Linderung der Schmerzen unter der Geburt ist die **Periduralanästhesie (PDA)**. Dieses Verfahren wird meistens bei einem Befund einer Muttermundsweite ab drei Zentimetern angeboten. Aber auch hier gibt es Abweichungen und spezielle Situationen, in denen sie vorher oder später eingesetzt wird.

Viele Frauen haben Sorge, zu spät eine PDA zu bekommen. Sollte deine Hebamme dir unter der Geburt sagen, dass es für eine PDA zu spät ist, dann habe bitte keine Angst! Bleibe ruhig und vertraue dir selbst, denn ganz bald wird dein Baby auf der Welt sein. Die Geburt steht dann recht kurz bevor und es wäre in diesem Moment gar nicht mehr genug Zeit, um eine PDA legen zu können.

Des Weiteren gibt es **Lachgas**, das auch eher gegen Ende einer Geburt genutzt wird. Die Wirkung beschreiben die Frauen so, als hätte man zwei bis drei Gläser Wein getrunken. Das Gute und Positive am Lachgas ist, dass du selbst bestimmen kannst, wie viel du einatmen möchtest, denn das Lachgas wird über eine Maske aufgenommen. So kannst du einfach die Maske absetzen, wenn es dir zu viel wird.

Jede Klinik hat natürlich ihre eigenen Standards; somit können die einen oder anderen verwendeten Schmerzmittel eventuell ein wenig abweichen.

33 Leidet mein Baby unter den Wehen?

Die Wehen sind für dein Baby wichtig. Durch die Wehen wird Druck auf den Kopf deines Babys ausgeübt, der die Freisetzung von Adrenalin beim Baby auslöst. Dieses Hormon ist für die Anpassung an das Leben außerhalb der Gebärmutter und als Schutz vor kindlicher Asphyxie (Sauerstoffmangel wegen ungenügender Atmung) unentbehrlich.

Der Rhythmus zwischen den Wehen und den Pausen bereitet dein Baby auf die Atmung vor, die denselben Rhythmus hat. Wenn dir dieser Rhythmus fehlt, weil du sehr viel Angst hast oder du dich in den Pausen nicht richtig entspannen kannst, dann ist dieser Vorgang für dein Baby schwieriger.

Aufgrund der Wehen produzierst du Endorphine in deinem Fruchtwasser. Diese Endorphine schützen dein Baby. Endorphine sind allerdings nur dann ausreichend vorhanden, wenn du sie selbst produzierst – und Auslöser der Endorphinproduktion ist das Erleben von Schmerz. Angst kann dich angespannt werden lassen, was die Ausschüttung gewisser Hormone hemmt. Dadurch können die Endorphine in deinem Körper abnehmen.

Generell gilt: Je weniger Eingriffe, wie das künstliche Öffnen der Fruchtblase, die künstliche Gabe von Oxytocin, die manuelle Dehnung des Muttermundes oder andere Eingriffe zur Beschleunigung der Geburt stattfinden, desto einfacher ist es für dein Baby.

Die Geburt ist sehr stark von der Kommunikation zwischen dir und deinem Baby bestimmt. Wir sehen es oft an der Fähigkeit des kindlichen Kopfs, sich den Beckenräumen anzupassen und der gleichzeitigen Öffnung des Muttermundes. Je besser diese Kommunikation und das Bewusstsein von dir und deinem Baby fließen, desto natürlicher und instinktiver verläuft die Geburt. Wenn die Kommunikation nicht funktioniert, dann kann es sein, dass dein Baby sich zurückzieht und nicht mehr richtig mitmachen möchte. Daher werden auch in manchen Fällen äußere Eingriffe nötig. Ist dein Baby geboren, dann kannst du mal in sein Gesicht schauen: Vielleicht sagt es dir mit seinem Gesichtsausdruck, was es erlebt hat.

Wir können zusammenfassend sagen, dass dein Baby bei einer natürlichen, von Instinkten geleiteten fließenden Geburt vermutlich nicht leidet. Bei einer schwierigen, komplizierten Geburt teilt dein Baby dein Leiden. Das macht deutlich, wie sehr Mama und Baby eine Einheit sind.

34 Verliert jede Frau Stuhlgang unter der Geburt?

Nein! Das ist ein recht verbreiteter Mythos, der den Frauen Sorgen bereitet. Dabei ist dein Körper sehr schlau und sorgt in den meisten Fällen vor der Geburt dafür, dass alles ausgeschieden wird, was ansteht und im Weg ist. Deshalb haben viele Frauen ein paar Tage vor der Geburt Durchfall oder häufiger Stuhlgang als sonst. Wie schön, dass dein Körper das regelt! So ist gar nicht mehr viel bis gar nichts vorhanden, was du unter der Geburt verlieren könntest. Bei manchen Frauen fängt der Darm aber auch erst unter den Wehen an, sich zu entleeren. Das ist nicht immer so angenehm, aber versuche, es positiv zu sehen.

Wenn dich der Gedanke daran jedoch unter Druck setzt und dich somit davon abhält, entspannt in die Geburt zu gehen, dann besprich das gern mit deiner Hebamme. Es ist möglich, rechtzeitig einen kleinen Einlauf anzuwenden, um den Darm zu entleeren, sodass du dir um einen versehentlichen Stuhlabgang während der Geburt keine Sorgen mehr machen musst. Wir finden, dass es wichtig ist, alles zu klären, was dir unter deiner Geburt Sorgen machen oder dich unter Druck setzen könnte.

Sollte dann während der Geburt doch noch etwas Stuhlgang auftreten, dann bekommst du es wahrscheinlich gar nicht mit. Für uns Hebammen ist das auf jeden Fall nichts Schlimmes und wir beseitigen das meistens so schnell, wie es auch gekommen ist. Entspanne dich also gern, was das angeht.

35 Welche Besonderheiten gibt es bezüglich der Lage des Kindes?

In den meisten Fällen liegt das Baby am Ende der Schwangerschaft in **Schädellage**. Der Rücken deines Babys liegt dabei entweder links oder rechts. Das Köpfchen deines Babys hat sich Richtung Becken eingefunden. Schädellage wird im Mutterpass auch oft mit SL abgekürzt.

Es gibt aber noch einige andere Positionen, die dein Baby einnehmen kann. Gerade am Anfang der Schwangerschaft hat dein Baby sehr viel Platz in der Gebärmutter. Da kann es häufiger zu wechselnden Kindslagen kommen. Beispielsweise gibt es die **Beckenendlage**, die auch als BEL bekannt ist. Hier liegt der Popo deines Babys Richtung Becken. Es sitzt also im Becken. Sollte dein Baby diese Position sehr gerne mögen und diese bis zur 30. oder 31. Schwangerschaftswoche standhaft beibehalten, solltest du deine Hebamme anrufen. Diese kann dir helfen, dass sich dein Baby in die Schädellage dreht. Folgende Tipps können außerdem hilfreich sein:

- Gehe viel schwimmen, denn das reduziert die Schwerkraft und dein Baby kann sich leichter drehen.
- Versuche, ein paarmal am Tag die Position der indischen Brücke (siehe Seite 38) einzunehmen.

- Begib dich im Bett in die Vierfüßlerposition: Dabei sollte der Kopf tief sein und dein Po oben. So rutscht dein Baby eventuell zurück und kann sich in die Schädellage drehen.
- Probiere die Spieluhren- beziehungsweise Taschenlampenmethode aus (siehe Seite 38); damit kannst du deinem Baby zeigen, in welche Richtung es sich drehen soll.
- Lass deine Hebamme Akupunktur anwenden oder Moxen (dies ist eine alternativmedizinische Methode der traditionellen chinesischen Medizin).
- Nutze Chiropraktik oder Osteopathie.
- Du kannst dich auch fragen, warum dein Baby in dir »thront«. Manchmal ist der Stress zu groß oder du bist in der Schwangerschaft noch gar nicht richtig angekommen. Dann macht dein Baby vielleicht durch seine Lage darauf aufmerksam.
- Es kann auch in der Klinik durch eine äußere Wendung sanft versucht werden, dein Baby im Bauch zu drehen. Du kannst diesen Vorgang jederzeit abbrechen.

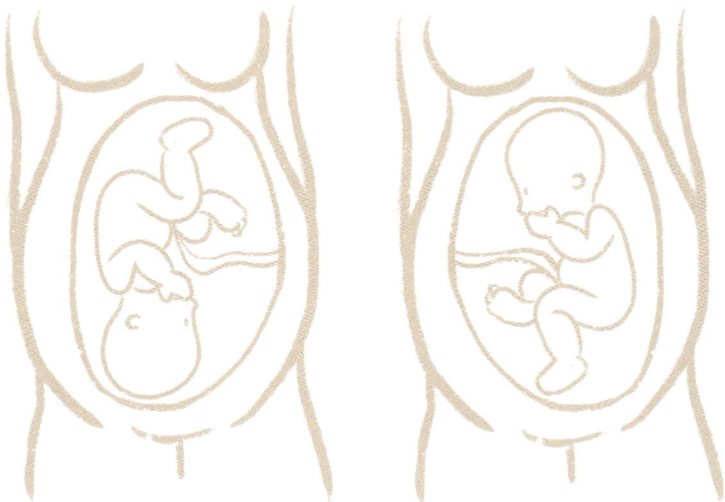

Auf dem ersten Bild liegt das Baby in der Schädellage, auf dem zweiten in der Beckenendlage.

Sollte dein Baby trotz verschiedener Methoden in der Beckenendlage bleiben, ist dennoch in den meisten Fällen die vaginale Geburt möglich. Am besten vereinbarst du frühzeitig einen Termin in deiner Wunschklinik. Dort kann sich das Fachpersonal einen Überblick über deine Situation verschaffen. Wichtig zu wissen ist aber, dass nicht jede Klinik eine vaginale Beckenendlagegeburt anbietet.

Eine sehr seltene Position ist die **Querlage**. Diese bleibt meistens nicht bis zum Ende der Schwangerschaft bestehen. Sollte es doch so sein, würden wir dir die auf den vorherigen Seiten genannten Tipps mit auf den Weg geben. Diese Lage deines Kindes ist jedoch geburtsunmöglich und es müsste mit einem Kaiserschnitt geboren werden.

36 Welche Stolpersteine gibt es unter der Geburt?

Wir haben dieses Thema ganz bewusst »Stolpersteine« genannt. Damit meinen wir Situationen, mit denen nicht gerechnet wird, die aber unter der Geburt passieren können. Wir wollen dir diese Informationen mit auf den Weg geben, aber dir keine Angst machen.

Grünes Fruchtwasser

Normalerweise ist das Fruchtwasser klar. Es gibt aber Situationen, in denen das Ungeborene Mekonium (Kindspech/Stuhlgang) in das Fruchtwasser absondert; das Fruchtwasser kann dann grünlich tingiert sein oder dick grün, wie Erbsenbrei. Die Ursache dafür kann bei der Mutter, aber auch beim Kind liegen. Das Ganze kann vor der Geburt passieren oder gar während der Geburt. Es bedeutet, dass dein Baby einer gewissen Stresssituation ausgesetzt war.

Wenn du einen Blasensprung hast und das Fruchtwasser grün sein sollte, dann informiere deine Hebamme darüber. Denn dann sind weitere Vorsichtsmaßnahmen nach der Geburt zu treffen. Durch das Mekonium im Fruchtwasser kann es nach der Geburt zu einer Infektion deines Babys kommen. Um das zu verhindern, wird dein Baby auf der Station genauestens überwacht. Du brauchst aber keine Angst zu haben, denn in den wenigsten Fällen entwickelt sich eine Infektion.

Pathologisches CTG/Schlechte Herztöne

Solltest du in einer Klinik gebären wollen, dann wird unter der Geburt sicherlich ein CTG geschrieben (CTG = Kardiotokografie). Dabei werden mit einem speziellen Gerät die Herztöne deines Babys aufgenommen und gleichzeitig deine Wehentätigkeit aufgezeichnet.

Aus verschiedenen Gründen kann es dazu kommen, dass die Herztöne deines Babys langsamer werden. In gewissen Fällen ist das auch in Ordnung, zum Beispiel wenn die Geburt auf einmal sehr schnell vorangegangen ist oder ein Blasensprung stattgefunden hat. Dann hat sich dein Baby eventuell einfach erschreckt. Die Herztöne erholen sich nach solch einem Ereignis schnell wieder und es kommt in den meisten Fällen auch nicht wieder vor.

Doch leider gibt es auch hin und wieder Situationen, in denen sich solche Phasen mit verlangsamten Herztönen häufen. Die Hebamme und dein Arzt oder deine Ärztin werden das gut im Auge behalten und dich zum Beispiel zum Trinken oder zum Positionswechsel animieren. Denn manchmal ist es einfach der Flüssigkeitsmangel oder die Position, die deinem Baby nicht gefällt. Sollten die Herztöne dennoch »nicht schön« sein, könnte man, wenn es die Situation noch zulässt, eine Mikroblutuntersuchung (MBU) machen. Dabei wird mit einem kleinen Piks an dem Köpfchen deines Babys Blut entnommen und in der Blutprobe der pH-Wert bestimmt. Der pH-Wert zeigt, wie gestresst dein Baby unter der Geburt ist. Sollte er niedriger ausfallen, sollte die Geburt zeitnah beendet werden – und zwar je nachdem, wie weit die Geburt schon vorangeschritten war, per Saugglocke oder per Kaiserschnitt.

Sollte der pH-Wert gut ausfallen, kann man trotz einiger Auffälligkeiten der Herztöne im CTG die Situation für eine gewisse Zeit beobachten und abwarten. In einem solchen Fall wird die MBU gegebenenfalls wiederholt.

Es gibt aber auch Situationen, in denen eine MBU nicht mehr durchgeführt werden kann. Je nach Situation muss dann schnell gehandelt werden; dein Baby wird dann also per Kaiserschnitt geholt.

Kaiserschnitt/Notkaiserschnitt

In Deutschland werden rund 30 Prozent der Kinder per Kaiserschnitt geboren. Der Kaiserschnitt kann sowohl geplant als auch ungeplant stattfinden und kann aufgrund von Ursachen, die bei der Mutter liegen, oder solchen, die das Baby betreffen, nötig sein.

Gründe mütterlicherseits dafür sind:

- Erkrankung der Mutter
- Vorangegangene Operationen an der Gebärmutter (wie ein vorheriger Kaiserschnitt)
- Sitz der Plazenta vor dem Muttermund (auch *Placenta praevia* genannt)
- Drohende Ruptur der Gebärmutter
- Vorzeitiges Ablösen des Mutterkuchens

Gründe aufseiten des Kindes sind:

- Lage des Kindes, die es unmöglich macht, vaginal zu entbinden (zum Beispiel die Querlage)
- Fehlbildungen beim Kind
- Drohende Unterversorgung des Kindes
- Nabelschnurvorfall im Rahmen eines Blasensprungs
- Mehrlingsschwangerschaften (mehr als zwei Babys)

Ein Kaiserschnitt wird in der Regel unter einer Spinalanästhesie durchgeführt. Das bedeutet, dass du während der Operation wach bist und nur dein Bauch betäubt wird. So kannst du dein Baby anschließend direkt im Operationssaal auf die Brust nehmen.

Wenn du bereits unter der Geburt bist, schon eine PDA hattest und aus verschiedenen Gründen entschieden wird, dass dein Baby per Kaiserschnitt geboren wird, dann wird deine PDA mit einem anderen Mittel »aufgespritzt« und es muss keine neue Anästhesie gesetzt werden.

Sollte es in ganz seltenen Fällen zu einer Notfallsituation kommen, in der es deinem Baby oder dir absolut nicht gut geht, dann kann es zu einem Notkaiserschnitt kommen. Hierbei zählt jede Sekunde. Dann bleibt keine Zeit mehr für eine Spinalanästhesie und der Kaiserschnitt wird in einer Vollnarkose durchgeführt. Die Zeit zwischen der Entscheidung und der Geburt deines Babys beträgt dann gerade mal drei Minuten. Aber zum Glück kommt es sehr selten zu solch einer Situation.

37 Welche Geburtsverletzungen gibt es?

Geburtsverletzungen können auftreten, aber eine Geburt kann auch ganz ohne Verletzung vor sich gehen. Eine Verletzung kann den Damm, die Scheide, Schamlippen, Muskulatur, Muttermund und Klitoris betreffen. Zu den Gründen gehören zum einen mütterliche Ursachen, wie beispielsweise die Beschaffenheit und die Dehnungsfähigkeit des mütterlichen Gewebes oder auch die Höhe des Damms. Zum anderen gibt es aber auch kindliche Ursachen für eine Verletzung, zum Beispiel die Größe des kindlichen Kopfs und der Schultern, aber auch dessen Form und Anpassung im Geburtskanal.

Schließlich kann es auch durch geburtshilfliche Maßnahmen zu Verletzungen kommen, zum Beispiel bei Verwendung einer Saugglocke und der damit verbundenen Episiotomie (Dammschnitt). Auch eine falsche Gebärhaltung der Frau und eine Manipulation am Damm können zu Verletzungen führen.

Die wohl häufigste Geburtsverletzung ist ein **Dammriss**. Er wird in vier Grade eingeteilt (DR I bis DR VI). Dabei wird unterschieden, ob nur die Haut leicht eingerissen ist oder ob der Riss bis in die Muskulatur zum Schließmuskel geht. Ist nur die Haut verletzt, muss keine Naht erfolgen. Bei allen anderen Dammrissen ist eine Naht vorgesehen. Solltest du eine PDA haben, wird die Naht durchgeführt, während diese Betäubung noch wirkt. Wenn du keine PDA haben solltest, wird dir lokal ein Betäubungsmittel gespritzt, damit du keine Schmerzen beim Nähen hast.

Ein **Dammschnitt** findet im gleichen Bereich des Damms statt. Dieser wird allerdings nur vorgenommen, wenn es deinem Baby unter der Geburt nicht gut geht und es schnell geboren werden soll oder manchmal bei Verwendung einer Saugglocke. Die Naht wird wie bei einem Dammriss in Lokalanästhesie oder PDA durchgeführt.

Eine **Labienschürfung** und ein **Scheidenriss** treten auch immer mal wieder auf. Die Schürfung braucht man meistens nicht zu versorgen, weil sie von selbst abheilt, den Scheidenriss hingegen schon. Labienriss und Klitorisriss kommen in der Geburtshilfe eher selten vor.

Alle Nähte, die für die Versorgung der Geburtsverletzung genutzt werden, sind selbstauflösend, das heißt, nach ungefähr ein bis zwei Wochen lösen sich die Fäden von selbst auf und du bemerkst vielleicht in deiner Unterhose einen kleinen Faden. Wenn du nach einer Geburt Angst hast, auf Toilette zu gehen, weil es beim Wasserlassen brennen könnte, dann gib einfach während des Urinierens ein wenig Wasser über den Urin. Das verdünnt ihn und lässt es weniger brennen.

Im Wochenbett kannst du deine Naht leicht kühlen. Dafür kannst du zum Beispiel ein Kondom mit Wasser füllen, es einfrieren und dann auf der Naht platzieren. Lege es aber nicht direkt auf die Haut, sondern zwischen die Vorlagen, und verwende es nicht zu lange, sonst erkältest du dir möglicherweise die Blase. In den ersten Tagen nach der Geburt solltest du nicht direkt auf der Naht sitzen. Deine Hebamme schaut zu Hause regelmäßig nach deiner Naht.

38 Gibt es Gründe dafür, warum eine vaginale Geburt nicht möglich ist?

Ja, es gibt hierfür Ursachen aufseiten der Mutter, aber auch aufseiten des Kindes. Das sind Gründe oder Vorerkrankungen der Mama oder des Kindes, bei denen die Mama oder aber auch das Baby den vaginalen Geburtsweg nicht nehmen können. Wenn du zur Vorsorge gehst, wird bei den ersten Terminen eine Anamnese gemacht. Das bedeutet, dass auch nach deinen Erkrankungen gefragt wird; wenn hier etwas auffällig ist, wird das im Einzelnen angeschaut. Eventuell werden andere Fachärztinnen oder Fachärzte um Rat gefragt oder hinzugezogen.

Sollte bei den Untersuchungen beim Baby etwas auffallen, ist das Prozedere ähnlich. Vielleicht ist also auch dann eine weitere Diagnostik nötig. Zum Glück sind solche Erkrankungen aber sehr selten.

Gründe dafür, dass eine vaginale Geburt nicht möglich ist, sind auf der Seite der Schwangeren:

- Bestimmte Erkrankungen der Mutter (zum Beispiel HIV-Infektion, Genitalherpes)
- *Placenta praevia totalis* (das bedeutet, dass die Plazenta direkt über dem Muttermund liegt)
- Präeklampsie (eine Erkrankung, die sich nur während einer Schwangerschaft entwickeln kann)
- Zustand nach drei Geburten mit einer Sectio/Kaiserschnitt

Gründe dafür, dass eine vaginale Geburt nicht möglich ist, sind auf der Seite des Kindes:

- Frühgeburt bis circa zur 32. Schwangerschaftswoche
- Querlage
- Vorzeitige Plazentalösung
- Drillinge
- Beckenendlage (BEL) mit ungünstigen Zusatzkriterien (Beispiele hierfür sind vollkommene Fußlage, unvollkommene Fußlage, zu großer Kopf, *Placenta praevia,* das heißt ein Mutterkuchen, der vor oder nahe am inneren Muttermund sitzt, oder bestimmte Fehlbildungen des Kindes)
- Bestimmte Erkrankungen des Kindes (zum Beispiel offener Rücken)

39 Wie läuft ein Kaiserschnitt ab?

Ein Kaiserschnitt kann geplant oder ungeplant stattfinden – fangen wir mit dem geplanten Kaiserschnitt an.

Geplanter Kaiserschnitt

Aus ganz verschiedenen Gründen, wie beispielsweise einer Querlage deines Babys oder aufgrund einer Erkrankung von dir, wird dir ans Herz gelegt, einen Kaiserschnitt durchführen zu lassen. Du wirst ein bis zwei Tage vor dem Kaiserschnitt in die Klinik eingeladen. Hierbei werden die notwendigen Voruntersuchungen und Aufklärungsgespräche durchgeführt, beispielsweise vom Gynäkologen beziehungsweise der Gynäkologin oder vom Anästhesisten beziehungsweise der Anästhesistin. Dafür musst du nicht stationär aufgenommen werden. Des Weiteren werden an diesem Tag natürlich auch ein CTG geschrieben und deine Vitalwerte kontrolliert. Ist das alles erfolgt, kannst du im Normalfall wieder nach Hause gehen. Vor der Operation solltest du sechs bis acht Stunden keine Nahrung zu dir nehmen, damit nicht die Gefahr besteht, dass du dich während der Operation übergibst.

Am Tag der OP kommst du früh in den Kreißsaal und eine Hebamme wird dich in Empfang nehmen. Sie wird dich auf die Operation vorbereiten und deine noch offenen Fragen besprechen. Zu diesem Zeitpunkt solltest du deinen gesamten Schmuck, insbesondere Nasen und Zungenpiercings, ablegen. Die Hebamme schaut außerdem nach, ob im Operationsbereich noch rasiert werden muss. In manchen Krankenhäusern wird dir auch noch ein Einlauf angeboten, damit du nach der OP nicht sofort zur Toilette gehen musst.

Ungefähr eine halbe Stunde vor dem Operationsbeginn wird dir die Operationsbekleidung gebracht; dazu gehören zum Beispiel eine OP-Haube, Anti-Thrombose-Strümpfe und ein OP-Hemd. Bei allem steht dir natürlich die Hebamme zur Verfügung und hilft dir beim Anziehen.

Solltest du beispielsweise wegen einer Beckenendlage einen Kaiserschnitt bekommen, dann wird kurz vor OP-Beginn noch ein Ultraschall stattfinden. Denn sollte dein Baby sich gedreht haben und du eigentlich eine vaginale Geburt in Schädellage angestrebt haben, dann wird deine OP ganz kurzfristig wieder abgesagt. Sollte das nicht der Fall sein und dein Baby noch in Beckenendlage oder Querlage liegen, dann kannst du in den OP laufen oder du wirst gefahren. Deine Partnerin oder dein Partner bekommt auch OP-Kleidung, die sie beziehungsweise er sich überziehen soll.

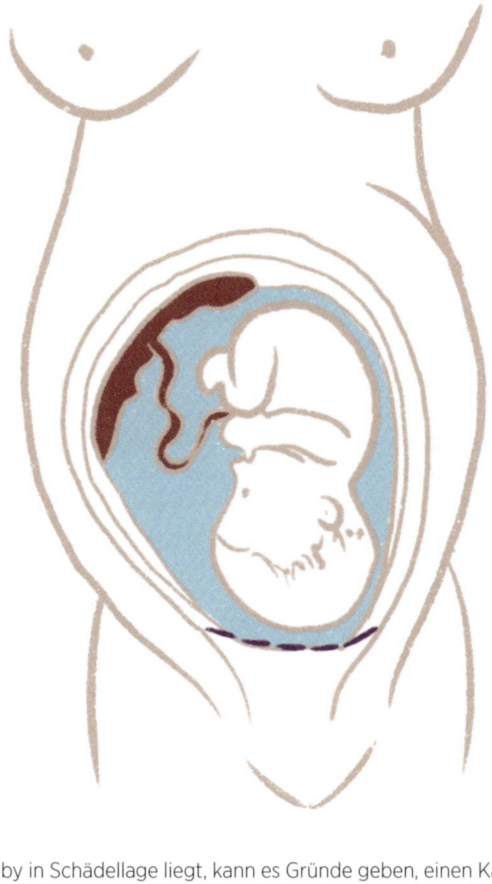

Auch wenn dein Baby in Schädellage liegt, kann es Gründe geben, einen Kaiserschnitt durchzuführen. Der Schnitt ist etwa zehn bis zwölf Zentimeter lang und wird meistens mit selbstauflösenden Fäden genäht. In manchen Fällen müssen nicht selbstauflösende Fäden verwendet werden, die später gezogen werden.

Im OP wird dir dann die Spinalanästhesie gesetzt. Sobald sie »sitzt«, das heißt sicher funktioniert, geht alles ziemlich schnell. Zuerst wird dir ein Blasenkatheter gelegt und du wirst mit einem sogenannten OP-Tuch abgedeckt. Bevor die Operation wirklich startet, werden noch verschiedene Tests durchgeführt, um sicher zu sein, dass die Anästhesie gut liegt. Sobald der Gynäkologe oder die Gynäkologin das »Go« von den Anästhesisten oder Anästhesistinnen bekommen hat, startet die OP. Nach circa drei bis acht Minuten ist dein Baby schon geboren. Die Hebamme nimmt es in Empfang und schaut, ob alles in Ordnung ist. Danach kommt es sofort zu dir auf deinen Bauch. Wenn dein Baby dann schon Verlangen nach der Brust hat, kann es auch schon im OP-Saal das erste Mal angelegt werden. Nun dauert es ungefähr 30 Minuten, um deine Kaiserschnittnaht zuzunähen. Habe aber keine Angst davor, denn du bist währenddessen durch dein Baby gut abgelenkt.

Nach der OP wirst du regelmäßig untersucht. Dabei wird auf deinen Blutdruck, deinen Puls, deine Gebärmutter und deine Blutung geachtet. Nach rund zwei Stunden wirst du auf Station verlegt. Bei diesem ganzen Vorgang kann dich dein Partner oder deine Partnerin natürlich begleiten und dabei sein.

Ungeplanter Kaiserschnitt

Sollte dein Kaiserschnitt ungeplant verlaufen, weil beispielsweise die Herztöne deines Babys nicht optimal erscheinen, dann ist der Verlauf nur etwas verändert. Hierbei kommt es auf die jeweilige Situation an: Sollte es eine akute Notsituation sein, bleibt keine Zeit, dir eine Spinalanästhesie zu legen. Denn dann zählt jede Sekunde und eine Vollnarkose lässt sich viel schneller durchführen. Das bedeutet also, dass du während der Geburt schläfst. Von der Entscheidung zum Kaiserschnitt bis zur Geburt deines Babys vergehen tatsächlich meistens nur drei Minuten. Sollte die Situation aber entspannter sein, ist genug Zeit, dir eine Spinalanästhesie zu legen und du kannst ganz normal bei der Operation wach sein.

40 Was passiert in der Nachgeburtsphase?

Die Nachgeburtsphase beginnt mit der Geburt deines Babys und endet mit der Geburt deiner Plazenta. Meistens dauert diese Phase etwa 20 bis 30 Minuten. Wenn du in der Klinik entbindest, wird nach Ablauf dieser Zeitspanne, wenn die Plazenta noch nicht geboren ist, aktiv etwas für die Geburt getan. Zu Hause oder im Geburtshaus kann es andere Zeitfenster geben.

Die Plazenta löst sich durch die Nachwehen. Nach der Geburt deines Babys verkleinert sich deine Gebärmutter von der Höhe Rippenbogen auf Nabelhöhe. Dadurch kann sich schon ein Teil der Plazenta ablösen. Diese Verkleinerung deiner Gebärmutter merkst du eigentlich nicht. Die weiteren Nachwehen bewirken, dass die Gefäße sich zusammenziehen und sich somit die Plazenta lösen kann. Die Nachwehen können dich im Wochenbett in den ersten Tagen bis zu einer Woche begleiten. Sie begünstigen weiterhin die Verkleinerung deiner Gebärmutter. Es kann sein, dass sie recht unangenehm sind. Versuche dann, dich noch einmal auf die tiefe Bauchatmung zu konzentrieren und das Positive in diesen Wehen zu sehen. Denn durch die Nachwehen wird die Rückbildung begünstigt; außerdem werden sie mit jedem Tag weniger und schwächer. Frauen, die ihr erstes Kind bekommen haben, spüren weniger Nachwehen als Frauen, die ihr zweites, drittes oder ein weiteres Kind bekommen. Denn die Gebärmutter braucht mit jeder Schwangerschaft ein bisschen mehr Kontraktionen, um sich zurückzubilden.

Falls die Plazenta sich in der Nachgeburtsphase nicht löst, was manchmal vorkommt, braucht dein Körper etwas Unterstützung. Dabei kann Folgendes hilfreich sein:

- Lege dein Baby an die Brust. Durch das Stillen wird die Gebärmutter zu Kontraktionen angeregt. Das geschieht durch das Hormon Oxytocin.
- Entleere deine Harnblase. Wenn deine Blase voll ist, kann die Gebärmutter sich nicht so gut zusammenziehen/kontrahieren.
- Gehe zurück in die Position, in der du entbunden hast.

- Nutze Akupunktur.
- Wende Kälte auf dem Bauch an, zum Beispiel in Form von Kühlpacks.
- Greife eventuell auf medikamentöse Unterstützung zurück.

41 Wie ist nach der Geburt meines Kindes der Ablauf im Kreißsaal?

Wenn dein Baby geboren ist, ist erst einmal ganz viel kuscheln angesagt! Aber vergiss nicht, dass die Plazenta beziehungsweise der Mutterkuchen noch geboren werden muss. Das geschieht meistens innerhalb von 20 bis 30 Minuten nach der Geburt des Kindes. Wenn du magst, kannst du dein Baby in dieser Zeit sogar schon das erste Mal anlegen. Hierbei hilft dir natürlich die Hebamme! Und wusstest du, dass dies sogar hilfreich für deine Plazentageburt ist? Denn wenn du stillst, wird ein Hormon freigesetzt, das die Gebärmutter stimuliert, sich zu kontrahieren. Somit kann sich die Plazenta meistens besser lösen.

Du bemerkst vielleicht noch mal ein Ziehen, eventuell einer kleinen Wehe ähnlich, oder einen kleinen Druck. Dann solltest du noch mal mitdrücken, damit deine Plazenta geboren werden kann. Habe keine Angst davor! Die Geburt der Plazenta ist kein Vergleich zur Geburt des Babys, denn sie ist ein formbares und weiches Organ und kein knöcherner Schädel.

Ist die Plazenta geboren, wird von der Hebamme und dem anwesenden Arzt oder der Ärztin deren Vollständigkeit geprüft. Das ist eine sehr wichtige Kontrolle, denn sollte ein kleines Stück in der Gebärmutter verbleiben, kann es zu stärkeren Blutungen nach der Geburt führen. Wenn du möchtest, kann die Hebamme dir die Plazenta zeigen. Sie ist ein faszinierendes Organ: Die Plazenta weist eine mütterliche und eine kindliche Seite auf, die ganz unterschiedlich aussehen und jeweils für sich besonders sind.

Ist die Plazenta mit ihren Eihäuten vollständig, ist der nächste Schritt, nach Geburtsverletzungen zu schauen. Sollten welche vorhanden sein, werden diese in der Regel sofort versorgt. In dieser ganzen Zeit tastet die Hebamme regelmäßig nach deiner Gebärmutter, denn es ist extrem wichtig, dass diese fest und gut kontrahiert ist.

Wenn die Plazenta geboren ist und nachgeprüft wurde, ob es Geburtsverletzungen gab, ist für die Hebamme der richtige Zeitpunkt gekommen, dir zu gratulieren. Denn erst dann ist die Geburt zu Ende. Wundere dich also nicht, wenn es mit den Glückwünschen etwas dauert. Nach der Versorgung der Geburtsverletzungen werdet ihr für einen kurzen Moment allein gelassen. Jetzt könnt ihr kuscheln und euch kennenlernen. Dabei hast du aber immer die Möglichkeit, dich bei Bedarf bei der Hebamme zu melden.

Als Nächstes steht die U1 auf dem Plan, also die erste Vorsorgeuntersuchung. Hierbei wird dein Baby von der Ärztin beziehungsweise dem Arzt oder von der Hebamme untersucht. Die gesamte Untersuchung findet direkt im Kreißsaal statt. Hier geht es hauptsächlich darum, äußerliche Fehlbildungen zu erkennen. Hinzu kommt das Messen des Gewichts, der Länge und des Kopfumfangs. Außerdem wird die Vitamin-K-Prophylaxe verabreicht. Das sind Tropfen, die in einer Pipette aufgezogen und dem Kind in die Wangentasche gegeben werden. Vitamin K unterstützt die Blutgerinnung und soll beispielsweise Hirnblutungen vorbeugen.

Nach rund zwei bis drei Stunden geht es langsam auf Station. Je nachdem, wie fit du dich fühlst, wirst du mit dem Rollstuhl gebracht oder kannst zu Fuß gehen. Manche Mütter gehen auch nach etwa vier Stunden direkt aus dem Kreißsaal nach Hause.

Tipps für den Partner oder die Partnerin

Die wichtigste Aufgabe für dich unter der Geburt ist, einfach da zu sein! Beobachte deine Frau und schau, was sie benötigt. Reiche ihr Wasser, atme mit ihr zusammen oder biete ihr eine Massage an. Deine Frau kann sich unter der Geburt verändern, zum Beispiel kann auch ihre Stimmung wechseln – falls du dich unfreundlich behandelt fühlen solltest, nimm es nicht persönlich. Denn unter der Geburt leistet deine Frau sehr viel und ist manchmal tief in ihrer Wehenarbeit versunken. Da kann der eine oder andere schroffe Satz von ihr durchaus normal sein. Wenn deine Frau in den Wehenpausen einschläft, lasse sie schlafen. Es ist eine gute Entspannung und die Geburt selbst kann sie nicht verschlafen.

3

WOCHENBETT

Das Wochenbett beginnt nach der Geburt der Plazenta und dauert sechs bis acht Wochen. Es ist eine sehr intensive Zeit, in der sich dein Körper hormonell umstellt, in der die Geburtswunden heilen, ihr euch kennenlernt und die Rückbildung startet. Gib deinem Körper die Zeit, sich zurückzubilden und sich zu erholen. Das Wochenbett heißt nicht umsonst Wochen-Bett. Nutze diese Zeit, um in Ruhe zu Hause anzukommen.

42 Was ist das Wochenbett? Und wie lange dauert es?

Das Wochenbett bezeichnet die Zeit nach der Geburt. Früher verblieben die Frauen Tage bis Wochen im Bett; so entstand das Wort »Wochenbett«.

Heutzutage beginnt dieser Zeitraum direkt nach der Plazentageburt und dauert bis ungefähr sechs bis acht Wochen nach der Geburt an. Medizinisch oder anatomisch gesehen ist diese Phase nach sechs Wochen vorbei. Das Mutterschutzgesetz gibt allerdings ein Beschäftigungsverbot von acht Wochen vor. Deine Hebamme wird dich wahrscheinlich ebenfalls etwa acht Wochen lang besuchen kommen, aber auch diese Zeit ist variabel und kann nur vier Wochen dauern oder zwölf Wochen – je nach deinem Bedarf.

Das Wochenbett unterteilt sich in zwei Phasen: in das frühe Wochenbett und in das späte Wochenbett.

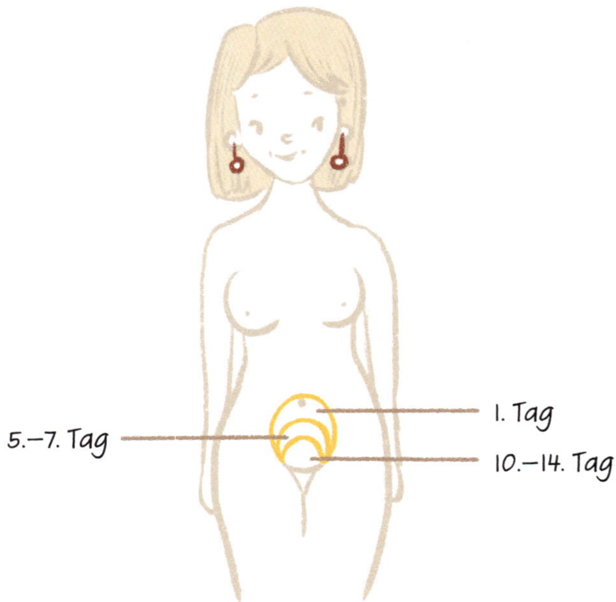

Die gelben Linien verdeutlichen, wie sich die Gebärmutter in den ersten Tagen zurückbildet.

Frühes Wochenbett

Dies sind die ersten zehn Tage nach der Geburt. Hier hast du Anspruch auf tägliche Hebammenbesuche. Denn gerade in dieser Zeit treten die meisten Umstellungen auf. Dein Alltag verändert sich, du hast einen neuen Tag-Nacht-Rhythmus, Aufgaben werden neu verteilt, die Rückbildung findet statt, deine Gebärmutter bildet sich zurück, dein Körper produziert Muttermilch, Geburtswunden heilen und du erlernst vielleicht auch ganz neu das Stillen.

Spätes Wochenbett

Diese Phase fängt ab dem zehnten Tag an und geht bis zur achten Woche nach der Geburt. Hier hat sich der Alltag eventuell schon etwas eingependelt. Dein Körper kommt langsam in den Zustand vor der Schwangerschaft zurück.

43 Sollte ich mich auf das Wochenbett vorbereiten? Wenn ja, wie?

Es ist sicher sinnvoll, wenn du dich ein wenig auf dein Wochenbett vorbereitest. Hilfreich ist, wenn dein Partner oder deine Partnerin in der Anfangszeit Urlaub oder Elternzeit hat. So könnt ihr die gemeinsame Zeit genießen und die Veränderung zusammen erleben und meistern. Sollte dein Partner nicht in Elternzeit gehen, sondern Urlaub nehmen, dann ist es empfehlenswert, wenn der Urlaub nach oder mit der Geburt deines Babys startet. So könnt ihr den Urlaub voll auskosten. Wenn dein Partner oder deine Partnerin nämlich geplant und fest ab Entbindungstermin Urlaub nehmen sollte und du vielleicht eine Woche oder länger über den Termin gehst, ist schon viel Zeit vergangen, die ihr eigentlich gemeinsam nutzen wolltet. Und es ist für dich total schön, wenn du von deinem Partner oder deiner Partnerin Unterstützung in den ersten Tagen oder Wochen hast. Wie viel Hilfe du benötigst, ist immer davon abhängig, wie die Geburt war, das wievielte Kind du bekommst und wie dein Baby ist.

Wenn du allein bist oder dein Partner oder deine Partnerin weder Urlaub noch Elternzeit bekommt, dann schau, ob du dir von deinen Eltern oder guten Freunden Hilfe holen kannst. Das kannst du ruhig in Anspruch nehmen. In anderen Kulturen werden die Wöchnerinnen von den Familienangehörigen sehr verwöhnt, denn die Frauen haben mit der Geburt viel geleistet – dein Körper soll sich erholen und du und das Baby sollt euch in Ruhe kennenlernen dürfen.

Auch als erfahrene Mama ist man dankbar für gutes, frisches Essen. Wenn du jemanden hast, der regelmäßig frisch für dich kocht, dann ist das sehr viel wert. Ansonsten ist es sinnvoll, etwas vorzukochen und einzufrieren, damit du in der Zeit nach der Geburt mit wenig Aufwand etwas Gutes essen kannst. Ansonsten gibt es mittlerweile auch gute Möglichkeiten, spezielle Wochenbettmenüs auf Vorrat zu bestellen.

Einkäufe kannst du so ausrichten, dass du genug auf Vorrat hast, beispielsweise Windeln, Vorlagen und Hygieneartikel. Vor allem Windeln wirst du in den ersten Tagen und Wochen recht viel verbrauchen. Dein Baby wird in 24 Stunden locker sieben Mahlzeiten zu sich nehmen und anfangs wird bei jeder Mahlzeit die Windel gewechselt. Und weil in fast jeder Windel etwas Stuhlgang sein wird, wirst du mindestens sieben Windeln in 24 Stunden verbrauchen.

Eine große Erleichterung ist, wenn du die formalen Anträge, die nach der Geburt deines Babys anstehen, so weit fertig hast, dass du nur noch die Geburtsurkunde dazulegen musst. Dann kannst du alles gleich per Post verschicken und auf den Weg bringen. Die Anträge im Wochenbett zu bearbeiten, verursacht oft Stress. Der Elterngeldantrag beispielsweise ist sehr umfangreich!

Wenn du nicht stillen möchtest oder nicht kannst, dann ist es sinnvoll, die Nahrung und Flaschen sowie das restliche Equipment zu Hause zu haben.

Wenn du einige dieser Punkte bereits in der Schwangerschaft erledigst und dich somit auf dein Wochenbett vorbereitet hast, kannst du viel entspannter in diese besondere Phase deines Lebens gehen.

44 Was darf ich im Wochenbett tun? Und was sollte ich lieber nicht machen?

Was du auf jeden Fall tun kannst, ist, einfach mal nichts zu tun. Wie hört sich das für dich an? Du kannst mit deinem süßen Baby und deiner Familie einfach mal in den Tag hineinleben und dich verwöhnen lassen! Du kannst dir Zeit nehmen, dich auf die neue Lebenssituation einzustellen. Du warst 40 Wochen schwanger, hast dann eine Geburt erlebt, was dich viel Kraft gekostet hat. Jetzt darfst du zur Ruhe kommen und dich erholen, so gut es geht. Nimm gerne auch Hilfe an, wenn sich welche bietet. Du musst nicht immer stark sein und funktionieren. Du darfst auch mal weich sein, weinen und Schwäche zeigen. Das Wochenbett bringt ganz viele lichtvolle Momente mit sich – aber wo viel Licht ist, ist auch Schatten. Auch das darf sein und gehört dazu. Es kann Tage geben, an denen dir alles zu viel ist: Die Brust tut weh, du hast das Gefühl, du wirst niemandem und auch nicht dir selbst gerecht. Solche Tage sind ganz normal.

Wir empfehlen dir, alles eher langsamer zu machen, dich viel auszuruhen und dir nicht zu viel zuzumuten. Was du abgeben kannst, gib ab. Hör auf deinen Instinkt und folge ihm; er verlässt dich nicht.

Du darfst natürlich raus an die frische Luft gehen und einen Spaziergang machen. Damit kannst du zunächst langsam starten und eine kurze Runde gehen. Gehe nicht zu weit, sondern denke auch an den Rückweg. Immer wenn du dich im Wochenbett zu viel belastest oder über deine Grenzen gehst, wird dein Körper dir das signalisieren, indem zum Beispiel dein Beckenboden mehr wehtut als sonst, die Brustwarzen empfindlicher sind, dein Nervenkostüm sehr dünn ist oder deine Naht schmerzt. Vielleicht hilft es dir, über den Tag zu reflektieren und zu überlegen, was zu viel gewesen ist und was du am nächsten Tag weniger oder nicht mehr machen solltest.

Schwer zu heben, etwa Wäschekörbe oder den Kindersitz, darfst du erst mal deinem Partner oder deiner Partnerin überlassen. Denn du solltest dich und deinen Beckenboden schonen. Den Haushalt solltest du die erste Zeit auch abgeben. Auch Einkäufe können in den ersten Tagen bis Wochen sehr anstrengend sein, allein schon wegen des Lichts und der Lärmbelästigung.

Wenn du eine vaginale Geburt hattest, bist du schneller wieder fit als nach einer Bauchgeburt. Das ist eine große Operation, auch wenn sie mittlerweile Routine ist. Es wird empfohlen, nach einer Bauchgeburt zwei Monate lang nicht schwer zu heben. Wichtig ist, dich in den ersten Tagen noch intensiver zu schonen und eventuell eine Haushaltshilfe zu beantragen – je nachdem, wie deine Situation zu Hause ist, ob dein Partner oder deine Partnerin Urlaub hat und das wievielte Kind du bekommen hast.

Nach einer Bauchgeburt ist es außerdem wichtig, dass du darauf achtest, über die Seite aufzustehen, um deine gerade Bauchmuskulatur zu schonen. Stütze deinen Bauch und damit deine Narbe etwas und bilde so einen leichten Gegendruck, wenn du aufstehen willst. Auch wenn du husten oder niesen musst, ist es gut, deine Narbe mit deiner Hand zu stützen.

Nutze die Zeit des Wochenbetts, um dich zu erholen, und dafür, dass ihr als Familie zusammenwachsen könnt. Das ist das Wichtigste. Es braucht seine Zeit, bis jeder seinen Platz gefunden hat.

45 Was ist das ambulante Wochenbett? Und was brauche ich dafür?

Die meisten Frauen gebären in einer Geburtsklinik und verbringen dort meistens zwei bis drei Tage. Bei einer ambulanten Geburt und einem ambulanten Wochenbett geht die Frau direkt nach der Geburt nach Hause, das heißt vier Stunden nach der Geburt.

Wenn du das planst, solltest du auf jeden Fall vorher mit deiner Hebamme sprechen, die dich zu Hause betreut. Denn diese muss mehrere Termine einrichten. Sie wird dich noch am Tag der Geburt zu Hause besuchen. Dabei schaut sie, wie es dir geht, aber auch, wie deine Blutung ist. In den meisten Fällen kommt sie in den ersten drei bis fünf Tagen täglich. Da die U2 und das Neugeborenenscreening in der Klinik in den ersten Tagen abgedeckt werden, müssen diese Untersuchungen dann zu Hause oder bei einem externen Arzt oder einer Ärztin stattfinden. Das Neugeborenenscreening kann deine Hebamme durchführen: Mit einem kleinen Piks in die Ferse deines Babys wird etwas Blut abgenommen und auf eine Karte geträufelt. Diese wird an ein Labor geschickt und auf verschiedene Stoffwechselerkrankungen getestet. Die U2 kann ganz normal beim Kinderarzt oder bei der Kinderärztin durchgeführt werden und sollte drei bis zehn Tage nach der Geburt stattfinden. Dieser Termin kann nur in diesem Zeitraum wahrgenommen werden.

Der Unterschied zu einem Wochenbett in der Klinik ist, dass du dich zu Hause wohlfühlst und in deiner gewohnten Umgebung bist. Gerade wenn es das zweite oder das dritte Kind ist, bietet sich das ambulante Wochenbett für viele Frauen an. Du musst für dich entscheiden, wo du die ersten Tage nach der Geburt verbringen willst. Aber nichts ist in Stein gemeißelt: Wenn du das Gefühl hast, nach der Geburt doch in der Klinik bleiben zu wollen, ist das kein Problem.

Doch was brauchst du für ein ambulantes Wochenbett? In erster Linie ist natürlich eine Nachsorgehebamme wichtig. Von Vorteil ist zudem, wenn du vor der Geburt schon einiges vorgekocht hast, woraus du jeweils einfach und schnell eine Mahlzeit zusammenstellen kannst. Denn so musst du dir in dieser Zeit keine Gedanken um das Essen machen. Des Weiteren wäre es gut, ein kleines Carepaket mit vielen großen Wöchnerinnenvorlagen und eventuell Netzhöschen zu Hause zu haben.

46 Was ist der Wochenfluss? Wie lange läuft er?

Der Wochenfluss wird auch Lochien genannt. Er bezeichnet die vaginale physiologische Blutung nach der Geburt. Diese entsteht durch die Wunde an der Haftstelle der Plazenta. Doch der Wochenfluss besteht nicht nur aus Blut, sondern auch aus Lymphflüssigkeit, verflüssigter Gebärmutterschleimhaut, Zervixschleim und Bakterien. Er wird dich ungefähr vier bis sechs Wochen lang nach der Geburt begleiten. Den Wochenfluss und den Stand der Gebärmutter kontrolliert deine Hebamme, damit sie einen guten Überblick hat, ob deine Rückbildung so wie üblich abläuft.

Sobald die Wundheilung startet, verändern sich die Menge, die Farbe, der Geruch und die Konsistenz des Wochenflusses. Die Farbe verändert sich von rein blutig über bräunlich zu gelblich und dann zu milchig weiß. Dabei nimmt die Menge kontinuierlich ab. Die einzelnen Phasen des Wochenflusses laufen etwa so ab:

1. **Tag 1 bis Tag 3:** Der Wochenfluss ist rot und reichlich vorhanden. Er ist vor allem direkt nach der Geburt noch stärker als deine übliche Regelblutung, wird aber mit jedem Tag etwas weniger. Er ist frisch blutig und wird auch *Lochia rubra* genannt.
2. **Ende der 1. Woche:** Der Wochenfluss wird weiterhin weniger und nimmt nun eine eher bräunliche bis dunkelrote Farbe an. Im Verlauf der Woche nimmt er weiterhin an Menge ab und die Konsistenz kann etwas fester werden. Manchmal gleicht er Schmierblutungen und wird auch *Lochia fusca* genannt.
3. **Ende der 2. Woche:** Der Wochenfluss ist nun eher gelblich oder hellbraun. Die Menge ist deutlich weniger geworden. In dieser Phase wird er auch *Lochia flava* genannt.
4. **Ende der 3. Woche:** Der Wochenfluss wird immer heller bis weißlich. Er ist nur noch sehr gering und manche Frauen nehmen ihn nur noch als Ausfluss wahr.

Bei einigen Frauen ist der Wochenfluss in den einzelnen Phasen etwas länger, blutiger oder aber er versiegt deutlich schneller. Das liegt auch mit daran, wie groß die Plazenta war, denn entsprechend groß oder klein ist die Plazenta-Haftstelle. Der Wochenfluss spiegelt die Wundheilung wider und ist für die Hebamme ein Indikator dafür, wie die innere Wunde bei dir heilt. Deshalb prüfe immer wieder, wie dein Wochenfluss aussieht. Er sollte in dem angegebenen Maß laufen und zum Beispiel sollte die Blutung nicht schon am dritten Tag komplett versiegt sein. Sollte es zu Auffälligkeiten kommen, dann kläre dies mit deiner Hebamme oder deiner Ärztin oder deinem Arzt ab. Auffälligkeiten können sein:

- Starker Geruch
- Plötzliches oder frühes Versiegen des Wochenflusses
- Fieber in Zusammenhang mit Bauchschmerzen

Wenn du das Gefühl hast, dass der Wochenfluss nicht richtig abfließt, dann kannst du Folgendes machen, um die Blutung und den Fluss anzuregen:

- Nimm nach dem Stillen die Bauchlage ein (sollte das wegen deiner Brust unangenehm sein, lege ein Kissen zwischen Brust und Bauch).
- »Kuh-Katze-Übung«: Mache im Vierfüßlerstand langsam abwechselnd einen Buckel und komme dann vorsichtig ins Hohlkreuz.
- Absolviere Beckenbodenübungen (siehe Seite 141).
- Trinke Rückbildungstee. Dieser ist aus verschiedenen Pflanzen, wie zum Beispiel Frauenmantel, zusammengesetzt und in Apotheken, Reformhäusern oder Drogerien erhältlich.
- Nutze Akupunktur.
- Führe eine Bauchmassage durch. Dafür kannst du ein Wochenbett-Bauchmassageöl nutzen. Dann ist die Wirkung intensiver. Falls du das nicht zur Hand hast, nutze, was du vorrätig hast. Du kannst die Massage täglich anwenden. Wie oft du sie wiederholst, entscheidest du. Führe die Massage mit leichtem Druck aus, sodass sie für dich angenehm ist. Wenn du eine Bauchgeburt hattest, dann gehe sanfter vor, vor allem in den ersten Tagen nach der Geburt.

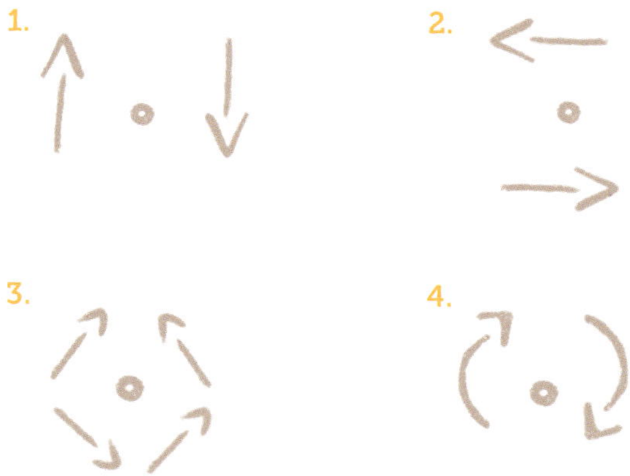

So gehst du bei einer Bauchmassage vor: Der Kreis in der Abbildung steht für deinen Bauchnabel, die Pfeile für deine Hände. Sie geben die Richtung vor, in die du deine Hände bewegst.

47 Was muss ich bei Geburtsverletzungen beachten?

Bei einer spontanen Geburt kann es zu einer Geburtsverletzung kommen. Diese kann mütterliche, kindliche oder geburtshilfliche Gründe haben. Bei der Versorgung der Naht muss unterschieden werden, inwieweit nur die Haut, das Gewebe oder doch der Muskel betroffen sind. Bei einer leichten Hautabschürfung kann man von einer Naht absehen. Bei einer tieferen Verletzung, die zusätzlich blutet, wird in den meisten Fällen nach der Geburt genäht.

Um die Wundheilung im Wochenbett zu unterstützen, versuche, dich zu schonen, und vermeide langes Sitzen und Stehen. Außerdem kannst du deine Naht leicht kühlen (siehe Seite 76). Aber Vorsicht! Das Gewebe darf nicht zu kalt werden, sonst steht die nächste Blasenentzündung vor der Tür. Wir empfehlen, Kühlpads zwischen die Vorlagen zu legen. Eine gute Hygiene im Intimbereich ist auch nicht zu vergessen; es reicht aber vollkommen aus, den Intimbereich regelmäßig leicht mit Wasser abzuspülen.

Wurde deine Verletzung genäht, wurden in der Regel selbstauflösende Fäden benutzt. Diese müssen also nicht gezogen werden.

Allgemein funktioniert die Wundheilung im Intimbereich sehr schnell. Du wirst merken, dass es von Tag zu Tag angenehmer wird und weniger zwickt. Auch hier ist deine Hebamme gefragt, denn sie schaut nach der Geburt auf deine Naht, um den Heilungsprozess zu überprüfen.

48 Welche Ernährungstipps gibt es fürs Wochenbett?

Im Wochenbett musst du tatsächlich auf fast nichts verzichten! Du darfst wieder dein Mettbrötchen, leckeres Sushi oder Salamibrötchen essen. Dass du in der Stillzeit keinen Alkohol oder Nikotin zu dir nehmen solltest, sollte klar sein. Andere Aussagen sind jedoch Mythen, die sich beharrlich halten und nicht stimmen:

- Während der Zeit im Wochenbett soll die Mutter keine Kohlsorten essen, da das Baby davon Luft im Bauch bekommt.
- Die Mutter soll keine scharfen Gewürze essen, denn davon bekommt das Baby einen wunden Po.
- Zudem soll die Mutter bitte nicht zu viel Obst essen, denn auch das könnte zu einem wunden Po beim Baby führen.

Gott sei Dank sind das alles nur Mythen, die noch nie in einer Studie bestätigt wurden! Selbst wenn du als Mutter durch den Verzehr von rohem Fleisch oder Fisch eine Lebensmittelvergiftung bekommen solltest, hätte das keine Auswirkungen auf das Kind.

Also, noch einmal zusammenfassend: Du musst bei der Ernährung auf nichts verzichten! Im Gegenteil: Das Verzichten könnte bei dir Stress verursachen. Dieser Stress und deine Unzufriedenheit können die Oxytocinfreigabe hemmen, was nicht hilfreich wäre. Denn Oxytocin ist für das Stillen ein sehr wichtiges Hormon. Natürlich ist es aber wichtig, dass du dich ausgewogen und gesund ernährst. Viel Obst und Gemüse sollten auf deinem täglichen Menüplan stehen. Solltest du stillen, dann hast du einen ungefähren Mehrbedarf von 400 bis 500 Kilokalorien pro Tag.

Trinken im Wochenbett

Kommen wir nun zu den Getränken: Bist du ein absoluter Kaffeeliebhaber? Dann kannst du diesen trinken, aber es sollte nicht mehr als eine Tasse pro Tag sein. Denn das im Kaffee vorhandene Koffein geht in geringen Anteilen in die Muttermilch über.

Bezüglich der täglichen Trinkmenge wird oftmals behauptet, dass man in der Stillzeit viel trinken soll, also bis zu drei bis vier Liter täglich. Das stimmt nicht so ganz. Es ist natürlich wichtig, dass du ausreichend trinkst, und zwar am besten Wasser oder Tee. Aber die Mengen sollten im Rahmen bleiben und sich nach deinem Durst richten. Von dem, was du getrunken hast, gehen 1 bis 1,2 Liter Flüssigkeit in die Muttermilch über. Das ist also definitiv dein Mindestbedarf und erst wenn du mehr trinkst, deckt das deinen eigenen Bedarf. Das Problem ist oftmals, dass das Trinken vergessen wird oder dass man beim Stillen Durst bekommt und nichts in Reichweite ist. Stelle dir deswegen immer eine Flasche mit Wasser oder Tee in Griffweite bereit.

Rezept für Hühnerbrühe

Ein wirklicher Klassiker im Wochenbett ist die Hühnerbrühe. Diese Kraftbrühe wird in China jeder Frau im Wochenbett gekocht, damit sie ihre frühere Lebensenergie schnell wieder zurückbekommt. Wir haben dir ein Rezept dafür zusammengestellt.

Du brauchst dafür:

- 1 frisches Bio-Suppenhuhn
- 2,5 l Wasser
- 1 Bund Suppengemüse (Möhren, Sellerie, Lauch, Petersilie)
- 2 Lorbeerblätter
- Ein wenig Ingwer
- Salz und Pfeffer

Und so bereitest du die Hühnerbrühe zu:

1. Koche das Huhn 20 bis 30 Minuten aus. Gieße dann das Wasser ab und füge 2,5 Liter frisches Wasser hinzu.
2. Wasche das Gemüse und gib es zusammen mit den Gewürzen ins Wasser. Lass die Suppe mindestens 8 bis 10 Stunden auf kleiner Hitze köcheln, bis die Zutaten schön zerfallen sind.
3. Wenn du möchtest, kannst du die Brühe durch ein Sieb geben, und sie dann zu dir nehmen.

49 Gibt es einen Unterschied beim Wochenbett, wenn ich einen Kaiserschnitt hatte?

Das Wochenbett wird in den ersten Tagen nach einer vaginalen Geburt häufig sehr anders wahrgenommen als nach einer Kaiserschnittgeburt. In erster Linie geht es aber unabhängig vom Geburtsmodus darum, dass du dich von der Geburt erholst und deine Wunden heilen können.

INFO Alles in allem unterscheidet sich das Wochenbett bei den verschiedenen Geburtsmodi nur in den ersten ein bis zwei Wochen. Danach läuft vieles gleich ab. Wichtig ist, dass du auf dich achtest, dich schonst und deinem Bauchgefühl folgst.

Hast du per Kaiserschnitt geboren, wirst du sehr wahrscheinlich in den ersten paar Tagen Schmerzmittel zu dir nehmen müssen. Denn auch ein Kaiserschnitt ist eine Bauch-OP, die man nicht unterschätzen darf. In den meisten Fällen wirst du direkt am selben Tag oder am Tag darauf mit Hilfe aufstehen sollen. Anfangs wirst du bestimmt denken: »Was wollen die von mir? Ich habe Schmerzen!« Aber du wirst danach merken, dass es eine gute Idee war. Denn du fühlst dich gleich viel fitter und wacher. Außerdem fördert es die Wundheilung und unterstützt deinen Kreislauf. Generell erholen sich Frauen nach einem Kaiserschnitt sehr schnell und du wirst merken, dass es von Tag zu Tag besser wird.

Hast du eine vaginale Geburt gehabt, kann es in den ersten Tagen durchaus auch sein, dass du Schmerzmittel brauchst. Manchmal zwicken die Geburtsverletzungen so sehr, dass man einfach eine kleine Unterstützung benötigt.

Nachwehen können sowohl nach einem Kaiserschnitt als auch nach einer vaginalen Geburt auftreten. In diesem Punkt unterscheiden sich die Schmerzen bezüglich der Geburtsmodi nicht.

Der Wochenfluss fällt allerdings deutlich anders aus. Beim Kaiserschnitt ist der Wochenfluss viel schwächer als bei einer vaginalen Geburt. Die Ursache liegt darin, dass nach einem Kaiserschnitt im OP die Gebärmutter komplett »entleert« wird. Zudem wird nach der Operation in den meisten Fällen ein Kontraktionsmittel eingesetzt. So ziehen sich nach der Geburt die Gebärmutter und die »offenen Gefäße« an der offenen Wunde der Plazenta stark zusammen und es kommt weniger zu starken Blutungen. Allgemein läuft der Wochenfluss aber bei beiden Geburtsmodi gleich lang, nämlich ungefähr vier bis sechs Wochen.

Ein weiterer Unterschied ist die Wundheilung der Kaiserschnittnaht und der möglichen Geburtsverletzung nach einer vaginalen Geburt: Die

Kaiserschnittwunde braucht ungefähr vier bis sechs Wochen, bis sie vollständig verheilt ist. Eine besondere Narbenpflege ist in den meisten Fällen nicht notwendig. Sollte deine Naht doch mal nässen, kannst du viel Luft an sie lassen und dich ein paar Tage schonen. Lass deine Hebamme nochmals draufschauen. Geburtsverletzungen nach der Geburt verheilen relativ schnell. Die Wundheilung im weiblichen Genitalbereich läuft außerordentlich rasch ab. Auch die Fäden lösen sich innerhalb der ersten 10 bis 14 Tage von allein auf und müssen somit nicht gezogen werden. Deine Hebamme schaut sich deine Naht auf jeden Fall zu Hause auch noch einmal an, um gegebenenfalls Infektionen oder Entzündungen schnell zu behandeln.

Viele Frauen haben nach einem Kaiserschnitt Angst, ihr eigenes Baby in den ersten Tagen nicht selbst stillen oder wickeln zu können. Tatsächlich kann ein bis zwei Tage nach der OP das Wickeln durchaus schwierig für dich sein. Dann kann es am besten einfach der Partner oder die Partnerin übernehmen und wird so gleich in das Thema eingeweiht. Stillen kannst du aber auch nach einem Kaiserschnitt recht schnell und es gibt dabei kaum Einschränkungen. Das Klinikpersonal wird dich in allem unterstützen!

50 Was ist die Rolle meines Partners oder meiner Partnerin im Wochenbett?

Die Zeit nach Geburt kann auch für die Väter oder die zweite Mutter eine Herausforderung sein. Denn auch für sie ist es eine neue Situation und sie lernen ihr Baby erst jetzt so richtig kennen. Es kann also eine gewisse Zeit dauern, bis sie in ihre Rolle als Eltern hineinwachsen.

Dein Partner oder deine Partnerin kann dich in der ersten Zeit in vielen Bereichen unterstützen; im besten Fall hat er oder sie Urlaub oder Elternzeit genommen. Als Erstes sollte deine Schonung Priorität haben. So kannst du dich erholen und dein Körper kann sich regenerieren.

TIPP Habt Verständnis füreinander und sprecht miteinander. Habt keine Erwartungen, denn das Gegenüber kann nicht in euren Kopf gucken.

Denn auch du musst dich erst daran gewöhnen, dass du ein kleines Baby hast, welches jetzt rund um die Uhr Bedürfnisse hat. Das bedeutet auch für dich, dass du einen anderen Tag-Nacht-Rhythmus hast. Zudem kann dein Beckenboden noch zu schwach sein für zu langes Stehen oder Sitzen, sodass du dich öfter ausruhen musst oder die Beine hochlegen solltest. Auch schweres Heben ist erst einmal nicht angesagt, denn du solltest den Beckenboden oder die Wunden schonen. Das Stillen braucht ebenfalls seine Zeit und oftmals etwas Übung. Falls du Hilfe beim Anlegen brauchst, kann dein Partner oder deine Partnerin dir zur Seite stehen und dich mit den Händen unterstützen.

Dein Partner oder deine Partnerin kann dich auch auf emotionaler Ebene unterstützen. Denn es kann sein, dass du etwas sensibler bist als vor der Geburt.

Es ist zudem hilfreich, wenn dein Partner oder deine Partnerin den Besuch organisiert: Wer kommt wann, wie lange und was bringt der Besuch zum Essen mit? Diese Planung kann Frauen im Wochenbett überfordern, denn oft möchten sie es allen recht machen und sind nicht klar in der Kommunikation. Denke daran: Du darfst dich jetzt verwöhnen lassen, auch von dem Besuch, und nicht du musst den Besuch verwöhnen und bedienen.

Dein Partner oder deine Partnerin ist eine gute Hilfe, wenn er oder sie ...

- euer Baby wickelt. So kann er oder sie dich entlasten und gleichzeitig mit dem Baby vertrauter werden, die Nähe genießen und sich Zeit für sich und das Baby nehmen. Gerne kann er oder sie diese Momente nutzen, um mit dem Baby zu kuscheln oder zu »bonden« (siehe Seite 159). Währenddessen kannst du vielleicht schlafen oder auch duschen.
- den Papierkram und offene To-dos erledigt. Die Behördengänge, die noch anstehen, sind oftmals die Aufgabe des Partners oder der Partnerin. Bei den Behörden gibt es immer wieder Wartezeiten, und das solltest du dir am besten ersparen. Außerdem sind die Termine oft am Vormittag, was im frühen Wochenbett eine Herausforderung für dich sein kann.

- den Haushalt schmeißt. Im besten Fall habt ihr vorgekocht oder eine nette Familie oder Freunde darum gebeten, euch mit gutem Essen zu versorgen. Es kann sinnvoll sein, vor der Geburt zu besprechen, was eure Vorstellungen zum Thema Haushalt sind. Denn diese können sehr unterschiedlich sein. So hat zum Beispiel jeder andere Vorstellungen von einer aufgeräumten Wohnung.

Der Partner oder die Partnerin sollte in dieser Zeit Aufgaben übernehmen, die du nach der Geburt vorübergehend nicht erledigen kannst. Gleichzeitig hat er oder sie eine ganze Reihe von Rollen zu erfüllen, zum Beispiel die des Hauptverdienenden, des zweiten Elternteils oder des Hausmanns oder der Hausfrau. Diese Veränderungen können gewisse Zweifel und Sorgen mit sich bringen. Vor allem bei Männern herrscht manchmal Druck, da es bezüglich des »Papawerdens« gewisse gesellschaftliche Erwartungen gibt wie zum Beispiel, Elternzeit nehmen zu müssen, um ein guter Vater zu sein. Einigen Männern fällt es zudem schwer, Aufgaben zu übernehmen, die nicht dem klassischen Männerbild entsprechen.

Grundsätzlich ist es schön, wenn dein Partner oder deine Partnerin in den ersten zwei Wochen zu Hause sein kann. Denn in dieser Phase geschehen die meisten Veränderungen und Umstellungen. Das ist auch die Zeit, die du brauchst, um wieder fitter zu werden.

51 Was ist eigentlich der Babyblues?

Babyblues ist ein recht weitverbreiteter Begriff und das Thema beschäftigt viele Frauen. Viele hören davon, wissen aber gar nicht genau, was sich dahinter verbirgt. Babyblues heißt, dass es sein kann, dass du in den ersten Tagen nach der Geburt Stimmungsschwankungen hast oder ab und zu ein Gefühl von Niedergeschlagenheit empfindest. Typische Zeiten oder Phasen dafür sind die Zeiten um den Milcheinschuss, der dritte bis fünfte Tag nach der Geburt sowie etwa 10 bis 14 Tage nach der Geburt. Während dieser Phasen finden recht viele hormonelle Veränderungen statt,

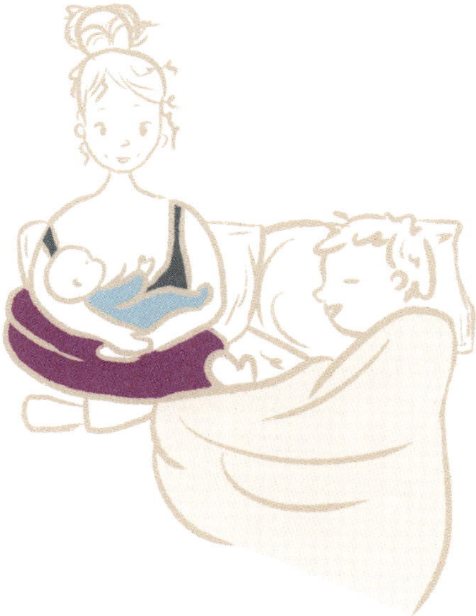

Für eine Wochenbettdepression ist typisch, dass dir vieles sehr schwerfällt.

die Stimmungsschwankungen auslösen können. Außerdem spielt die Geburt an sich eine Rolle, denn sie bringt viele Neuerungen mit sich. Du bist jetzt Mama, mit anderen Aufgaben, in die du erst einmal hineinwachsen musst. Achte gut auf dich, überfordere dich nicht und gönne dir Pausen.

Ein Babyblues ist keine Wochenbettdepression. Es ist wichtig, das zu unterscheiden: Bei einem Babyblues handelt es sich um vorübergehende Stimmungsschwankungen, die von allein wieder verschwinden und die sich nicht auf die Beziehung zu deinem Baby auswirken. Der Übergang zu einer Wochenbettdepression kann schleichend sein. Wenn du feststellst, dass die Traurigkeit länger anhält und eine Gleichgültigkeit und Gefühllosigkeit deinem Baby gegenüber dazukommt, solltest du darüber sprechen oder es untersuchen lassen. Überlege mit deinem Partner oder deiner Partnerin und deiner Hebamme, wie es weitergehen kann.

Die Wochenbettdepression dauert über einen längeren Zeitraum an und kann sich auch schon in der Schwangerschaft bemerkbar machen. Der Unterschied zu einer depressiven Verstimmung ist nicht immer leicht zu erkennen. Für eine Wochenbettdepression typisch ist, dass dir vieles

> **TIPP** Mach dir keine zu großen Sorgen, falls du solche Symptome bei dir feststellst. Eine Wochenbettdepression lässt sich in den meisten Fällen gut behandeln.

sehr schwerfällt: Die alltäglichen Dinge sind für dich nicht zu bewältigen – egal ob organisatorische Dinge, Aufgaben im Haushalt oder deine Körperpflege. Sogar das Aufstehen kann zur Schwierigkeit werden und du würdest lieber den ganzen Tag im Bett bleiben. Bei einer Wochenbettdepression ist die Beziehung zu deinem Baby wie »eingefroren«. Es kann sein, dass dir das Bonding sehr schwerfällt und du Gewaltfantasien deinem Baby gegenüber entwickelst. Frauen, die schon einmal eine psychische Erkrankung hatten, sind davon häufiger betroffen. Eine traumatische Entbindung oder eine schwierige Schwangerschaft können ein Auslöser sein. Soziale Faktoren können auch eine Rolle spielen, wie zum Beispiel alleinerziehend zu sein, wenig soziale Kontakte zu haben oder sich in einer schwierigen Familiensituation zu befinden.

Wenn du feststellst, dass du diese Symptome entwickelst, solltest du dir Hilfe holen. Erste Ansprechstationen sind deine Hebamme oder Familienmitglieder, aber natürlich auch dein Facharzt beziehungsweise deine Fachärztin. In den meisten Fällen ist eine Gesprächstherapie die Lösung. Das kann entweder bei einem Therapeuten beziehungsweise einer Therapeutin ambulant oder in einer Fachklinik stattfinden. Manchmal wird auch eine stationäre Behandlung ausdrücklich empfohlen.

52 Wann geht mein Bauch wieder zurück?

Diese Frage beschäftigt viele Frauen. Das Sprichwort »Der Bauch kommt neun Monate und er geht neun Monate« kommt unseren Erfahrungen recht nahe. Denn durchschnittlich braucht der Bauch neun bis zwölf Monate, um sich wieder ganz zurückzubilden.

In der Schwangerschaft gewöhnt sich der Körper an die wachsende Gebärmutter. Von Woche zu Woche wird sie größer. Irgendwann werden sogar die geraden Bauchmuskeln zur Seite verschoben. Diesen Vorgang beziehungsweise den dadurch entstehenden kleinen Spalt nennt man auch Rektusdiastase. All das muss von deinem Körper wieder zurückgebildet werden und das braucht einfach seine Zeit. Die Gebärmutter ist nach der Geburt tatsächlich die schnellste, wenn es um Rückbildung geht. Schon nach etwa zwei Wochen hat sie fast die Größe wie vor der Schwangerschaft erreicht. Doch die Haut und die Bauchmuskeln brauchen ihre Zeit.

Natürlich ist dieser Vorgang ganz individuell. Manche Frauen gehen aus dem Kreißsaal und haben nur wenig ihres Bauchumfangs verloren. Andere wiederum haben schon kurz nach der Geburt fast gar keinen Bauch mehr. Das hängt von der genetischen Veranlagung ab. Außerdem ist die Art der Entbindung bei dieser Frage ein wichtiger Faktor. Denn oft bleibt der Schwangerschaftsbauch nach einem Kaiserschnitt länger präsent als nach einer vaginalen Geburt.

Um den Bauch loszuwerden, ist es wichtig, dass du nach der Geburt zur richtigen Zeit die Rückbildung startest (siehe auch Kapitel 5 ab Seite 135). Außerdem solltest du auf eine gesunde Ernährung achten.

53 Wann pendelt sich mein Zyklus wieder ein? Und wann kann ich wieder schwanger werden?

Der Prozess, bis dein Zyklus sich wieder eingependelt hat – nennen wir es »Zykluserwachen« –, kann sehr unterschiedlich ablaufen und hängt auch davon ab, ob du stillst oder ob du nicht stillst.

Wenn du nicht stillst, kann deine Fruchtbarkeit schon nach sechs bis acht Wochen, also am Ende des Wochenbetts, zurückkehren. Das liegt daran, dass deine Hormone anders sind, da du nicht stillst, und sich dadurch schneller ein regulärer Zyklus einstellen kann. Die meisten Frauen haben innerhalb der ersten drei Monate nach der Geburt ihre erste Blutung, aber frühestens nach vier Wochen. Bei 50 Prozent der Frauen ist die erste Blutung

INFO Je häufiger du stillst, desto geringer ist die Wahrscheinlichkeit, in der Stillzeit fruchtbar zu werden. Sollte dein Baby aber beispielsweise durchschlafen, weswegen du nachts nicht stillst, kann es zu einem Eisprung kommen. Du kannst also während der Stillzeit schwanger werden, auch wenn du noch keine Blutung hast.

auch wieder ovulatorisch, das bedeutet, es findet ein Eisprung statt. Jedoch treten die Eisprünge oder Ovulationen frühestens 25 bis 35 Tage nach der Geburt auf.

Wenn du stillst, erhöht sich das Hormon Prolaktin im Serum (im Blut). Die Konzentration dieses Hormons im Blut, also der sogenannte Serumprolaktinspiegel, ist umso höher, je öfter du dein Baby stillst. Das hat einen hemmenden Einfluss auf die Funktionen deiner Fortpflanzungsorgane. In der Stillzeit kommt es zu einer Normalisierung der Werte für das follikelstimulierende Hormon (FSH), das unter anderem die Reifung des Follikels bewirkt. Der Spiegel des luteinisierenden Hormons (LH) bleibt dabei niedrig und dadurch wird der Follikelsprung verhindert. Allerdings kann schon eine einzige Nacht Stillpause dafür ausreichen, dass der LH-Spiegel sich stark erhöht und somit ein Eisprung stattfinden kann.

Als frühester Zeitpunkt für die Rückkehr der Fruchtbarkeit wird bei mindestens achtwöchigem Stillen die 15. Woche nach der Geburt angegeben. 19 Prozent der Frauen erreichen innerhalb der ersten sechs Monate nach der Geburt wieder die volle Fruchtbarkeit. Auf normale Zyklusverhältnisse müssen sie im Durchschnitt acht Monate warten. 55 Prozent der Frauen haben vor Wiedereintritt der Fruchtbarkeit keine Blutung. Das bedeutet, dass die Blutung nichts darüber aussagt, ob du wieder fruchtbar bist oder noch nicht.

Wieder schwanger werden

Den Zeitpunkt, wann du wieder schwanger werden möchtest, kannst du natürlich selbst bestimmen und davon abhängig machen, wie es dir geht. Und manchmal lässt es sich ja gar nicht so wirklich planen. Wir möchten dir dazu einige Empfehlungen geben, die du berücksichtigen kannst.

Wenn du eine unkomplizierte vaginale Geburt hattest, kannst du relativ zeitnah wieder schwanger werden. Es stehen dir eigentlich alle Möglichkeiten offen, was ein Geschwisterchen angeht. Beachte aber deine körperliche Verfassung nach der Geburt und in der Schwangerschaft. Wie erging es dir währenddessen? Fühlst du dich körperlich bereit? Medizinisch gesehen ist nach dem Wochenbett, also etwa sechs bis acht Wochen nach der Geburt, die Wundheilung abgeschlossen. Dann ist dein Wochenfluss vorbei und die Wundfläche der Plazenta ist verheilt. Falls du Geburtsverletzungen hattest, sollten sie mittlerweile so gut wie verschwunden sein.

Wenn du eine nicht ganz so komplikationsfreie Geburt hattest, weil beispielsweise eine Saugglocke eingesetzt wurde, dann ist es hauptsächlich von deiner körperlichen Verfassung abhängig, wie schnell du wieder schwanger werden kannst. Gab es keine größeren Geburtsverletzungen, verheilen diese recht schnell und du kannst das Schwangerwerden so betrachten wie nach einer unkomplizierten Geburt. Sollte es aber größere Geburtsverletzungen gegeben haben, wie einen hohen Scheidenriss oder einen Zervixriss, dann kann die Wundheilung etwas länger dauern. Wenn du unter der Geburt viel Blut verloren hast, zum Beispiel aufgrund der Geburtsverletzung, braucht dein Körper wahrscheinlich ebenfalls etwas länger Zeit zur Erholung.

Nach einer Ausschabung, die nötig war, weil die Plazenta sich nicht richtig gelöst hat, oder nach einer Fehlgeburt darfst du zeitnah wieder schwanger werden. Früher wurde empfohlen, nach solchen Ereignissen zwei bis drei Zyklen abzuwarten, aber dem ist nicht mehr so.

Wenn du eine Bauchgeburt beziehungsweise einen Kaiserschnitt hattest, sieht das Ganze nicht ganz so einfach aus. Es ist dann empfehlenswert, mindestens ein Jahr, eher zwei Jahre abzuwarten, bis du wieder mit dem Kinderwunsch startest. Denn nach einer Bauchgeburt hat deine Gebärmutter eine recht große Verletzung, die gut verheilen muss.

TIPP Wir empfehlen dir, bei Unsicherheiten oder komplizierten Geburten immer noch mal mit deiner Hebamme oder einem Facharzt beziehungsweise einer Fachärztin über den Zeitpunkt einer weiteren Schwangerschaft zu sprechen.

Es wird davon ausgegangen, dass dies etwa ein Jahr braucht. In einer weiteren Schwangerschaft wird die Gebärmutter wieder wachsen und die Narbe an der Gebärmutter muss dem Druck beziehungsweise dem Wachstum standhalten. Also plane in diesem Fall lieber ein bisschen mehr Zeit für eine weitere Schwangerschaft ein.

54 Ab wann kann ich nach der Geburt wieder Sex haben?

Wann du wieder Lust auf Sex hast, entscheidest allein du. Lass dich nicht unter Druck setzen. Es ist ganz unterschiedlich: Manche Frauen haben recht schnell wieder Lust auf Zweisamkeit, bei anderen dauert es etwas länger. Es kann sein, dass deine Libido durch das Stillen anfangs etwas verringert ist. Das liegt an dem Hormon Prolaktin.

Wenn du eine Verletzung des Damms oder der Scheide hast, ist es sinnvoll abzuwarten, bis sie verheilt ist. Das kann etwa 14 bis 21 Tage dauern. Dann sollte alles verheilt sein und die Fäden sollten sich von selbst aufgelöst haben. Bei einer Bauchgeburt solltest du 14 Tage warten. Die Narbe sollte ausreichend verheilt sein, was bei einigen Frauen auch etwas länger dauern kann.

Schaut, dass ihr die Zweisamkeit langsam und behutsam angeht. Es kann sein, dass Schmerzen auftreten, da deine Schleimhäute noch recht atrophisch (trocken) sein können oder die Geburtsverletzungen sich bemerkbar machen. Manchmal kann es dann hilfreich sein, noch etwas zu warten. Hier sind einige Tipps, was du versuchen kannst, wenn du beim Sex Schmerzen hast:

- Verwende Gleitgel, um die Vagina etwas zu unterstützen. Wir empfehlen dir ein natürliches Gleitgel.
- Wechsle oder verändere die Position. Vielleicht hilft es, wenn du das Eindringen selbst regulieren kannst. Probiere es aus und finde heraus, was oder welche Stellung dir am besten gefällt.

- Eventuell ist es für dich angenehmer, wenn du vor dem Sex stillst. Nach dem Stillen spannen die Brüste weniger, sodass die Berührungen der Brust angenehmer für dich sein können.

Denke außerdem daran, dass du, auch wenn du stillst, schon wieder schwanger werden kannst, und zwar auch dann, wenn du (noch) keine Regelblutung hast. Denn auch ohne Blutung kannst du bereits wieder einen Eisprung haben. Daher solltet ihr über eine Verhütung nachdenken. Falls du noch Wochenfluss hast, bietet sich bezüglich der Hygiene ein Kondom an. Wenn du Hormonpräparate nutzen möchtest, dann solltest du das mit deinem Facharzt beziehungsweise deiner Fachärztin besprechen. Denn deine Hormone müssen sich erst einpendeln und es kann sein, dass gewisse Hormone die Muttermilch erreichen.

Dein Partner oder deine Partnerin sollte dir Zeit geben. Eine Massage oder ein schönes gemeinsames Essen kann die Zweisamkeit unterstützen. Sprecht ganz offen miteinander darüber, was eure Vorstellungen sind. Nehmt euch Zeit füreinander.

Tipps für den Partner oder die Partnerin

In dieser Zeit ist es für dich als Partner oder Partnerin wichtig, eine Beziehung zu deinem Baby aufzubauen und deine Frau zu unterstützen. Nimm dein Baby ins Bonding, beruhige es, mache kleine Spaziergänge und wickle dein Baby. Deine Frau kannst du unterstützen, indem du dich um den Haushalt kümmerst, die Mahlzeiten zubereitest und den Besuch organisierst.

4

STILLEN – NICHT STILLEN

Stillen ist bekanntlich das Beste für dein Baby, aber es muss auch dir dabei gut gehen. Deswegen liegt die Entscheidung, ob du dein Baby stillen möchtest oder nicht, bei dir. Manchmal fällt sie schwer und dann ist es ratsam, es erst einmal auszuprobieren. Es gibt einige Möglichkeiten.

55 Kann wirklich jede Frau stillen?

Lässt man die medizinischen und anatomischen Gründe außen vor, dann bestehen grundsätzlich hohe Chancen auf einen guten Stillstart und auf eine gute Stillzeit. Laut Statistiken können 96 Prozent aller Frauen stillen. Aber jede Mama muss ihren Weg finden, das gilt auch für dich. Du musst für dich entscheiden, ob du stillen möchtest oder nicht. Was sagt dein Bauchgefühl? Wichtig ist, dass du dich nicht unter Druck setzt, denn Stress kann die Milchbildung beziehungsweise den Milchtransport hemmen.

Unwichtig ist, ob du kleine Brüste hast oder ganz große. Denn die Größe einer Brust hängt vom Fettanteil ab und die Milchbildung übernehmen die Milchdrüsen. Milchdrüsen haben die meisten Frauen in der Brust.

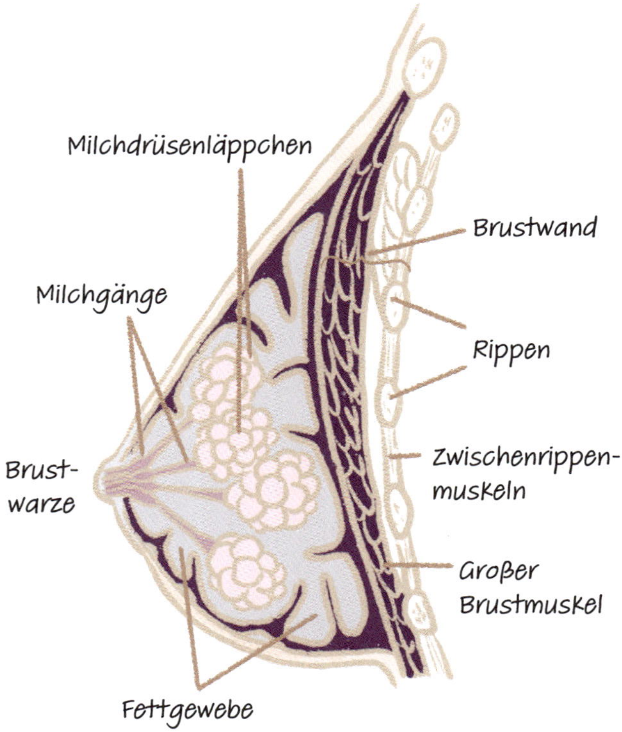

Aufbau der weiblichen Brust

56 Muss ich mich auf das Stillen vorbereiten?

Nein, du musst dich nicht auf das Stillen vorbereiten. Viele Frauen machen sich schon vorher viele Gedanken und setzen sich damit sehr unter Druck. Sobald du geboren hast, wird dich deine Hebamme im Kreißsaal beim ersten Anlegen unterstützen und dir schon ein paar Tipps mitgeben, zum Beispiel:

- Animiere das Kind, den Mund weit aufzumachen.
- Wenn dein Baby an der Brust trinkt, hat es zu einem Drittel die Brustwarze und zu zwei Dritteln den Warzenhof im Mund.
- Versuche, dich in der Stillposition so entspannt wie möglich hinzusetzen.
- Kopf und Wirbelsäule deines Babys ergeben beim Stillen eine Linie.
- Der Kopf sollte nicht nach rechts oder links zeigen.

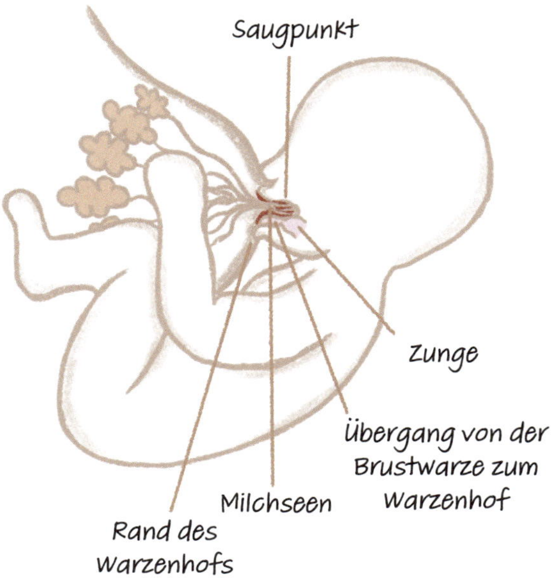

Hier siehst du, wie das Baby die Brustwarze ansaugt.

Allerdings kannst du dir einige Dinge vorher besorgen, die das Stillen vereinfachen. Ein Stillkissen kann dich in den Stillpositionen unterstützen. Am besten sind Kissen, die einen zusätzlichen waschbaren Bezug haben. Des Weiteren musst du für dich entscheiden, ob es eher ein härteres oder ein weicheres Kissen sein soll. Nicht wegzudenken sind Moltontücher, auch Spucktücher genannt. Wir empfehlen dir, mindestens 15 bis 20 solcher Tücher anzuschaffen, davon kann man nie zu viele haben. Auch Stilleinlagen sind eine gute Investition. Es bietet sich auch an, diese mit in die Klinik zu nehmen, da sie nicht immer vor Ort verfügbar sind.

Stillhilfsmittel, wie die Milchpumpe, Stillhütchen oder Sonden, musst du dir nicht vorher kaufen. Sollte sich in der Klinik herausstellen, dass du einen der oben genannten Artikel brauchst, bekommst du beispielsweise ein Rezept für eine elektrische Pumpe. Damit kannst du dir bei einer Apotheke deiner Wahl eine Pumpe für vier Wochen ausleihen. Den Rest kannst du sonst zeitnah ebenfalls in der Apotheke besorgen.

57 Meine Brustwarzen sehen anders aus als die anderer Frauen. Was nun?

Jede Frau ist anders und hat einen ganz individuellen Körper. Wir Frauen können stolz auf uns sein, was wir in der Schwangerschaft, zur Geburt und im Wochenbett leisten. Doch häufig kommen Zweifel beim Thema Brustwarzenformen auf, da es hier viele Unterschiede gibt, wie die Abbildung auf Seite 113 zeigt.

Mit jeder Brustwarzenform kann man mit hoher Wahrscheinlichkeit stillen. Auch wenn die eine oder andere Frau ein Stillhütchen oder einen Brustwarzenformer benötigt, haben diese Brustwarzenformen keine weiteren Nachteile. Außerdem verändern sich die Brüste und auch die Brustwarzen in der Schwangerschaft und in der Stillzeit noch.

TIPP Ganz unabhängig davon, welche Brustwarzenform du hast, gilt: Lass dich am besten ganz individuell von deiner Hebamme beraten.

Zudem sind nicht nur die Brustwarzenformen ganz individuell, sondern auch die Babys. Manche stört es überhaupt nicht, wenn sie an einer Schlupfwarze saugen sollen. Andere Babys brauchen vorher eine kleine Stimulation mit einem Brustwarzenformer.

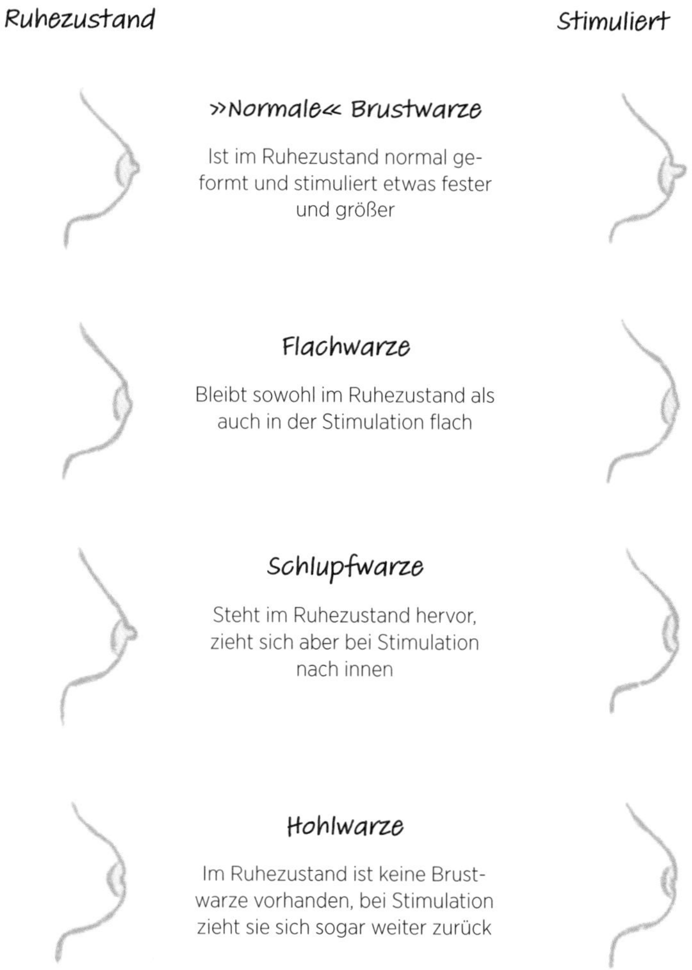
Ruhezustand
Stimuliert
»Normale« Brustwarze
Ist im Ruhezustand normal geformt und stimuliert etwas fester und größer
Flachwarze
Bleibt sowohl im Ruhezustand als auch in der Stimulation flach
Schlupfwarze
Steht im Ruhezustand hervor, zieht sich aber bei Stimulation nach innen
Hohlwarze
Im Ruhezustand ist keine Brustwarze vorhanden, bei Stimulation zieht sie sich sogar weiter zurück

Die verschiedenen Formen der Brustwarzen

58 Welche Stillpositionen gibt es?

Im Großen und Ganzen gibt es vier Stillpositionen. Bevor du dich für eine Stillposition entscheidest, möchten wir dir einige Tipps mitgeben:

- Habe immer etwas zu trinken oder zu snacken in Reichweite stehen. Denn gerade beim Stillen bekommst du oft Durst oder Hunger.
- Sitze oder liege bequem. Oft neigen Frauen dazu, sich für das Baby in eine unbequeme Haltung zu begeben. Das kann Rückenschmerzen und einen daraus resultierenden schlechten Milchfluss hervorrufen.
- Auch dein Baby sollte natürlich bequem liegen. Sowohl am Köpfchen als auch am Körper sollte es stabil und gestützt sein.
- Die richtige Anlegetechnik ist wichtig, das bedeutet, dass sich ein Drittel Brustwarze und zwei Drittel Warzenvorhof im Mund des Babys befinden sollten.

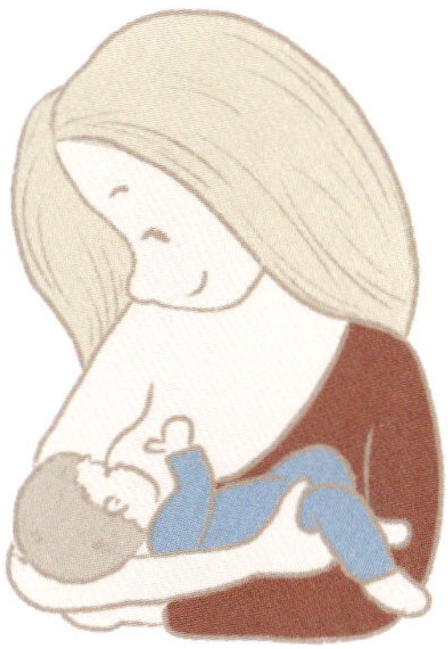

Wiegehaltung

Die wohl häufigste Position beim Stillen ist die Wiegehaltung. Dein Baby ist dir zugewandt und ihr liegt sozusagen Bauch an Bauch. Der Kopf liegt in deiner Armbeuge. Achte hier auf eine gerade Linie zwischen Wirbelsäule und Kopf deines Babys. Bei der Position eignet sich ein Stillkissen. So kannst du bequem deinen Arm ablegen und dein Baby liegt mit dem Kopf meistens auf der Höhe deiner Brustwarze.

Liegeposition

Diese Position eignet sich gut für die Nacht. Denn so kannst du im Bett liegen bleiben und dein Baby trotzdem stillen. Du musst dein Baby nicht extra hochheben, sondern es kann ganz entspannt neben dir liegen.

> **TIPP** Dein Baby zieht sich immer an der Stelle, wo sein Kinn hinzeigt, die meiste Milch aus der Brust. Falls du eine feste Stelle an der Brust hast oder einen Milchstau, kannst du dein Baby also am besten so anlegen, dass dessen Kinn in Richtung dieser festen Stelle zeigt.

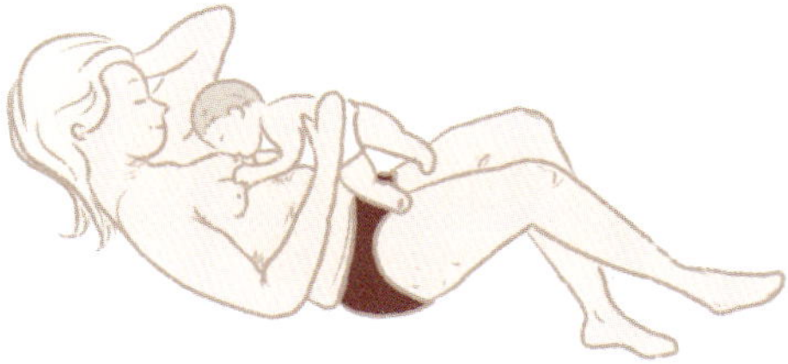

Ihr beide liegt wieder Bauch an Bauch. Dein Kopf befindet sich auf dem Kissen, deine Schulter auf der Matratze. So hast du die perfekte Position für dein Baby: Es liegt mit dem Kopf auf gleicher Höhe mit deiner Brustwarze. Du führst dein Baby mit deiner Hand zur Brust und unterstützt es beim Andocken. Sobald es gut angelegt ist, kannst du die Brust und dein Baby loslassen. Falls nötig, kannst du ein Kissen hinter dein Baby legen, damit es etwas mehr Stabilität hat.

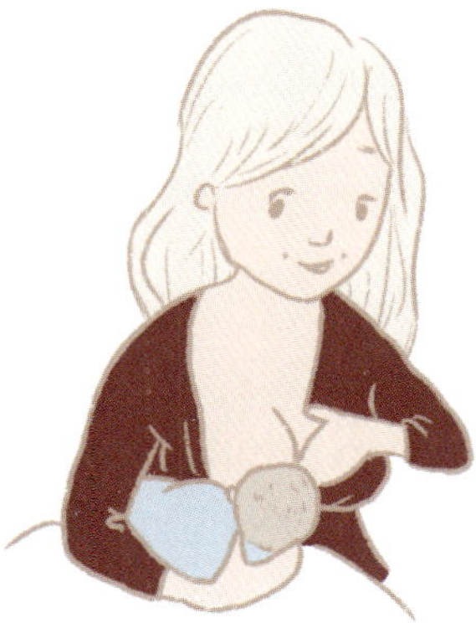

Rückengriff oder Football-Haltung

Diese Haltung ist besonders für große Brüste geeignet. Hier liegt ihr nicht Bauch an Bauch, sondern dein Baby streckt die Beine in Richtung deines Rückens aus. Solltest du beispielsweise an der rechten Brust anlegen wollen, dann ist dein rechter Arm angewinkelt und deine rechte Hand liegt am Kopf deines Kindes. So hast du eine gute Kontrolle über den Kopf und kannst dein Baby während des Andockens gut unterstützen. Auch für Mütter, die eine Bauchgeburt hatten, eignet sich diese Position sehr gut. Denn hier liegen die Kleinen nicht auf dem Bauch und somit auf der Narbe, sondern nach hinten gewandt.

Im Stehen

Im Stehen kannst du dein Baby stillen, während es beispielsweise auf der Wickelkommode liegt. Du lehnst dich einfach über dein liegendes Baby und kannst ganz entspannt von oben stillen.

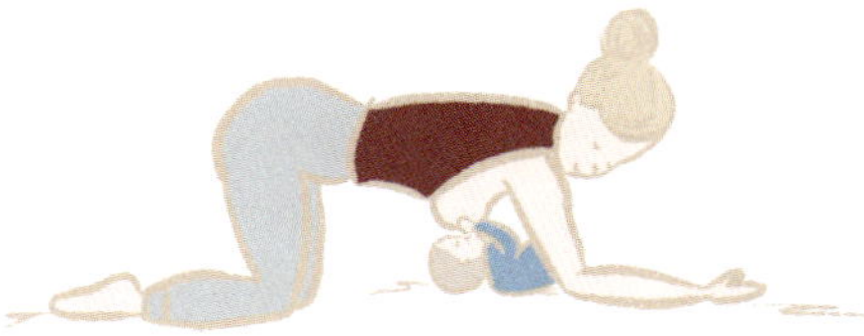

Ähnlich wie im Stehen kannst du dein Baby auch im Vierfüßlerstand stillen.

59 Was ist der Milcheinschuss und wann kommt er?

Der Milcheinschuss, auch initiale Brustdrüsenschwellung genannt, tritt meistens zwischen dem dritten und fünften Tag nach der Geburt auf. Deine Brust fühlt sich hart, groß und warm an. Das liegt daran, dass die Plazenta in der Schwangerschaft viele Hormone produziert. Mit der Geburt deines Babys und des Mutterkuchens fallen diese Hormone schlagartig ab und in deinem Körper findet ein Prozess statt, der für eine verstärkte Durchblutung und Schwellung der Venen und Lymphbahnen der Brust verantwortlich ist. Deine Brust fühlt sich also etwas empfindlich an und eventuell entwickelst du auch eine leicht erhöhte Temperatur. Das alles darf nicht mit einem Milchstau verwechselt werden. Denn der Milcheinschuss ist ein völlig normaler und physiologischer Vorgang.

Unsere Empfehlungen für diese Zeit sind:

- Stille regelmäßig, durchschnittlich alle zwei bis drei Stunden.
- Ist das Stillen nicht möglich, dann pumpe die Milch regelmäßig alle drei Stunden ab.
- Wärme vor dem Stillen die Brust an.
- Gibt es eine Stelle an der Brust, die sehr verhärtet ist? Dann lege dein Baby so an, dass sich das Kinn deines Babys an dieser Stelle befindet.
- Nutze abwechselnd verschiedene Stillpositionen.
- Nach dem Stillen solltest du deine Brust gut kühlen, beispielsweise mit einem Kohlblatt aus dem Kühlschrank oder Quarkwickeln.

Anleitung für Quarkwickel

Quarkwickel sind ideal, um die Brust nach dem Stillen zu kühlen. Du fragst dich, warum man den Quark nicht direkt auf die Brust streichen kann? Das ist nicht so angenehm, weil der Quark antrocknet und hart und bröckelig wird. Es ist dann schmerzhaft und schwierig, den Quark wieder gut von der Brust zu entfernen.

Du brauchst:

- Quark aus dem Kühlschrank
- 4 Tücher Küchenpapier
- Löffel

Und so geht's:

1. Lege ein Küchenpapierblatt auf die Arbeitsplatte und falte es so, dass es in drei längliche Teile geteilt werden kann.
2. In das mittlere Drittel streichst du ungefähr 0,5 bis 1 Zentimeter dick Quark auf. Dann klappst du beide Seiten ein und wiederholst diesen Vorgang mit den übrigen Tüchern Küchenpapier.
3. Du kannst jeweils zwei Tücher für eine Brust benutzen und legst die Streifen um die Brustwarze herum. Vorsichtig: Bitte spare die Brustwarze aus! Denn diese kann sonst sehr schnell »aufweichen«. Behalte die Quarkwickel so lange auf der Brust, wie es dir guttut.

60 Ist der Stillstart nach einer Bauchgeburt schwieriger?

Ja, das kann sein; es gilt aber nicht zwangsläufig für jede Frau. Ein erschwerender Faktor kann die eingeschränkte Beweglichkeit sein, die du nach einer Bauchgeburt hast. Dadurch bist du nicht so flexibel in deiner Haltung, um dein Baby zu stillen. Es kann schwierig für dich sein, eine bequeme Stillposition zu finden. Du kannst dein Baby wegen der Narbe und der dadurch entstehenden Schmerzen nicht so einfach auf deinen Bauch legen. Außerdem kommen die Schmerzen nach einer Bauchgeburt hinzu, die zu Beginn recht stark sein können. In den ersten Tagen brauchst du viel Hilfe, um dein Baby anzulegen. Das kann dazu führen, dass du nicht so oft und so spontan und flexibel anlegen kannst.

Bei einem Kaiserschnitt werden zudem die physiologischen Prozesse deines Körpers gestört. Dadurch kann es vorkommen, dass der Milcheinschuss etwas verspätet kommt. Außerdem können die Schmerzen nach einer Bauchgeburt recht stark sein. Du kannst Folgendes tun, damit du auch nach einer Bauchgeburt einen guten und weitgehend unkomplizierten Stillstart hast:

- Wende Bonding an, und zwar direkt nach Geburt im OP (siehe Seite 159). Suche dir eine Klinik aus, die das unterstützt und anbietet.
- Entleere das Kolostrum aus deiner Brust (siehe Seite 132). Bei einer geplanten Bauchgeburt kannst du das schon am Ende der Schwangerschaft machen.
- Lege dein Baby häufig an.
- Habe eine Begleitperson im Krankenhaus dabei, die dir beim Anlegen immer helfen kann.

61 Woher weiß ich, dass mein Baby genug Muttermilch bekommt?

Verbringst du nach der Geburt noch ein paar Tage in der Klinik, wird die Wochenbettstation darauf achten, dass dein Baby gut zunimmt. Das bedeutet, dass die Pflegekräfte dort jeden Tag das Gewicht kontrollieren.

Wichtig ist, zu wissen, dass es ganz normal ist, dass Babys in den ersten Tagen abnehmen – und zwar sogar bis zu zehn Prozent ihres Gewichts! Im Mutterbauch wurden sie kontinuierlich ernährt. Sie mussten nichts dafür tun, es geschah alles ganz von allein. Nun sind sie auf der Welt und müssen sich selbst um die eigene Ernährung kümmern. Hinzu kommt, dass sie nur alle zwei bis drei Stunden gestillt werden und sie nun Ausscheidungen haben. Das alles führt dazu, dass Babys in den ersten Tagen abnehmen. Deswegen brauchst du dir keine Sorgen machen. Trotzdem solltest du natürlich darauf achten, dass das Neugeborene regelmäßig angelegt wird.

Doch wie kannst du zu Hause und ohne Waage beurteilen, ob dein Baby genügend Muttermilch bekommt? Das ist im Prinzip ganz einfach. Denn wenn das Baby trinkt, muss es auch Stuhlgang haben. Ein erstes gutes Zeichen ist, wenn sich die Farbe des Stuhlgangs verändert, und zwar von schwarz/braun zu grün und goldgelb. Nach rund einer Woche beziehungsweise zehn Tagen kannst du dich zudem an dieser »Regel« orientieren: Sechs bis acht nasse Windeln (oder vier richtig volle Windeln) und ein- bis zweimal Stuhlgang in 24 Stunden zeigen, dass dein Baby genügend Muttermilch bekommt.

Natürlich wird auch deine Hebamme, die dich regelmäßig zu Hause besucht, nach dem Gewicht schauen.

62 Was kann ich bei wunden Brustwarzen machen?

Wunde Brustwarzen haben die meisten Mütter einmal in der Stillzeit. Die Brustwarzen werden wund und tun mit jeder Stillmahlzeit mehr und mehr weh. In manchen Fällen kann es sogar zu blutigen Brustwarzen kommen. Das liegt daran, dass die Brust vorher nicht so beansprucht wurde – und ein Baby viel Kraft hat. Hinzu kommt, dass die Brustwarzen nach dem Stillen oft zu feucht wieder in eine Stilleinlage eingepackt werden und sie somit über Stunden in einem feuchtwarmen Milieu verbleiben.

Frauen, die sehr hellhäutig sind, haben eher empfindliche Brustwarzen als Frauen mit einem dunkleren Hautton. Die dunklen Warzenhöfe sind etwas belastbarer als die hellen, rosafarbenen Warzenhöfe.

Um wunden Brustwarzen entgegenzuwirken, ist es außerordentlich wichtig, auf eine richtige Anlegetechnik zu achten. Ein recht großer Anteil deiner Brustwarze und deines Vorhofs sollte sich im Mund deines Babys befinden, das heißt ein Drittel Brustwarze und zwei Drittel Vorhof (siehe auch die Abbildung auf Seite 111). Hast du trotz alledem wunde Brustwarzen bekommen, dann können wir dir Folgendes empfehlen:

- Gib mit sauberen Fingern die restliche Muttermilch nach dem Stillvorgang über deine Brustwarze.
- Lasse nach jedem Stillvorgang deine Brust für mindestens fünf Minuten an der frischen Luft trocknen.
- Bastle dir sogenannte Brust-Donuts (siehe Anleitung unten), denn damit bleiben deine Brustwarzen immer schön an der Luft.
- Es gibt Brustwarzensalben, die aus 100 Prozent Lanolin bestehen. Diese kannst du nach fünf Minuten an der frischen Luft hauchdünn auftragen.
- Führt das alles nicht zur Besserung, gibt es noch Hydrogel-Pads, die du in der Apotheke kaufen oder online bestellen kannst. Diese kannst du in den Kühlschrank und danach auf deine Brustwarzen legen. Sie wirken kühlend und heilend.
- Als letzte Behandlungsmöglichkeit gibt es Silberhütchen, die nach der Stillmahlzeit auf die Brustwarzen gelegt und dort bis zur nächsten Runde verbleiben. Sie sind etwas teurer, daher werden sie weniger eingesetzt, was aber nicht bedeutet, dass sie schlecht sind.

Anleitung für Brust-Donuts

Bei wunden Brustwarzen helfen runde Auflagen, die du dir ganz einfach selbst basteln kannst.

Du brauchst:

- Socke
- Schere

Und so geht's:

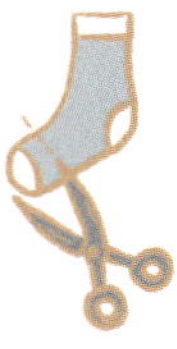

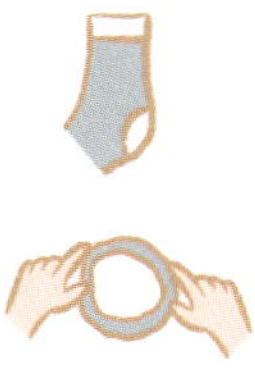

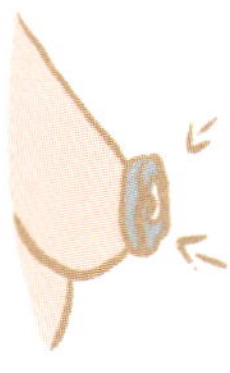

1. Schneide die Spitze der Socke ab.
2. Krempel die Socke auf, sodass sie einen Ring bildet.
3. Lege den Donut auf deine Brust.

63 Wie verhalte ich mich bei Milchstau oder Mastitis?

Erst einmal muss unterschieden werden, was ein Milchstau und was eine Mastitis ist.

Milchstau

Ein Milchstau kann sich im Laufe des Wochenbetts immer wieder zeigen. Hierbei ist der Milchfluss aus den Brüsten oder aus den Milchgängen eingeschränkt. Die betroffenen Frauen haben klassische Entzündungszeichen:

- Sie fühlen sich krank.
- Sie haben Gliederschmerzen.
- Sie haben eine rote, feste, fleckige, schmerzhafte und leicht knotige Brust.
- Sie fühlen sich schlapp.
- Sie haben Kopfschmerzen.
- Sie haben Fieber.

In den meisten Fällen sind psychischer oder körperlicher Stress oder emotionaler Druck die Ursache für einen Milchstau. Denn dadurch kann das Hormon Oxytocin nicht ausreichend ausgeschüttet werden, das für den Milchtransport zuständig ist.

Auch ein zu eng sitzender BH kann der Auslöser sein, denn dadurch werden die einzelnen Milchgänge abgeklemmt. Wenn du für einen längeren Zeitraum nicht gestillt oder abgepumpt hast, kann auch das eine Ursache sein.

So schnell, wie der Milchstau gekommen ist, kann er mit der richtigen Behandlung auch wieder verschwinden. Wir geben dir im Folgenden ein paar Tipps.

INFO Du solltest einen Milchstau nicht auf die leichte Schulter nehmen, denn jeder Milchstau kann zu einer Mastitis führen.

- Stille auf jeden Fall weiter regelmäßig.
- Minimiere Stress.
- Gönne dir Erholung im Bett oder auf dem Sofa (das ist tatsächlich mit die beste Medizin).
- Ruhe dich aus und gib alle Hausarbeiten ab.
- Erwärme vor dem Stillen die Brust leicht und kühle sie nach dem Stillen gut.
- Wechsele beim Stillen die Position: Dort, wo das Kinn des Kindes anliegt, wird die Brust am besten entleert. Wechselst du also oft die Positionen, wird die Brust rundherum gut entleert.
- Nimm bei Bedarf Schmerzmittel (zum Beispiel Ibuprofen).
- Wende Quarkwickel an (siehe Seite 117).
- Verwende Retterspitz, ein natürliches Heilmittel aus reinen ätherischen Ölen. Du kannst es pur aufgetragen oder als Umschlag auf die Brust legen. Die Brustwarze solltest du dabei aussparen.
- Nutze Akupunktur.
- Wenn deine Hebamme Erfahrung mit Tapen hat, kann sie deine Brust tapen, um die Heilung des Milchstaus zu unterstützen.
- Wende Homöopathie an.

Mastitis

Die Mastitis ist eine Entzündung der Brust. Meist tritt sie in den ersten drei Monaten auf und kommt bei Erstgebärenden häufiger vor. Sie wird in 95 Prozent der Fällen durch den Erreger Staphylococcus aureus ausgelöst. Diese Bakterien findet man überall, beispielsweise an Türklinken.

> **INFO** Der Milchstau kann meistens ohne Medikamente gut behandelt werden und man erreicht schon in kürzester Zeit eine gute Linderung. Außerdem tritt er meistens zeitgleich in beiden Brüsten auf. Eine Mastitis hingegen betrifft oft nur eine Brust und hier hilft nur noch ein Antibiotikum. Keine der anderen genannten Behandlungsmöglichkeiten, wie Kühlung und so weiter, schlägt dann wirklich an.

Bei wunden Brustwarzen oder offenen Milchgängen gelangen diese Bakterien in die Brust. Die Behandlung einer Mastitis ist zunächst dieselbe wie bei einem Milchstau (siehe vorherige Tipps). Mit diesen Maßnahmen wartet man bei einer Mastitis allerdings nur ungefähr 24 Stunden ab. Ist dann keine Besserung festzustellen, wird eine Antibiotikagabe empfohlen. Dabei wird natürlich auf ein stillfreundliches Antibiotikum geachtet.

64 Welche Stillhilfsmittel gibt es?

Stillhilfsmittel werden dann eingesetzt, wenn man das Stillen mit externen Mitteln unterstützen möchte. In den meisten Fällen ist es nur eine Übergangslösung, aber auch dabei gibt es individuelle Einzelfälle. Bevor du ein Stillhilfsmittel nutzt, solltest du das auf jeden Fall mit deiner Hebamme oder dem Fachpersonal aus der Klinik besprechen. Es gibt die im Folgenden genannten Hilfsmittel.

Milchpumpe

Die Milchpumpe gibt es in zwei Variationen: Zum einen kannst du eine manuelle Handpumpe nutzen; diese funktioniert ohne Strom, du pumpst von Hand. Zum anderen gibt es eine elektrische Pumpe. Mit dieser Pumpe könntest du sogar beide Brüste gleichzeitig abpumpen, da es ein Doppelpumpset gibt.

Die Milchpumpe wird, wenn nötig, meistens in der ersten Zeit angewendet. Der Einsatz bietet sich beispielsweise an, wenn dein Baby bis zu zehn Prozent an Gewicht abgenommen und die Wiegeprobe ergeben hat, dass es ein wenig mehr Muttermilch bräuchte, als es derzeit trinkt. Zusätzlich zum Stillen kannst du dann in gewissen Abständen Milch abpumpen, um dadurch die Milchmenge zu steigern. Meistens nutzt man die Pumpe nur ein paar Tage und merkt dann, dass die Milchmenge ausreichend ist und man wieder damit aufhören kann.

Eine weitere Situation, in der die Pumpe von Nutzen sein kann, ist, wenn du vielleicht sechs bis acht Wochen nach der Geburt einmal mit deinen

Mädels abends essen gehen möchtest. Wenn du stillst, ist es schwierig, allein aus dem Haus zu gehen. Dann kannst du vorher ein wenig Milch abpumpen und dein Partner oder deine Partnerin kann dem Baby zu Hause die Milch geben.

Stillhütchen

Das Stillhütchen ist ein aus Silikon bestehender »Brusthut«, den man über die Brustwarze stülpen kann. Es wird zum Beispiel angewendet, wenn man stark beanspruchte und wirklich blutige Brustwarzen hat. Es ist ebenfalls eine gute Hilfe, wenn ein Stillen ohne Stillhütchen nicht funktioniert hat, zum Beispiel bei einer bestimmten Brustwarzenform wie Flach- oder Hohlwarzen. Auch bei saugschwachen Kindern oder Frühchen werden diese Stillhilfsmittel gelegentlich eingesetzt.

Die Hütchen gibt es in verschiedenen Größen, daher ist es wichtig, den Durchmesser deiner Brustwarze zu kennen. Bei Bedarf lässt du dich am besten von deiner Hebamme oder in der Klinik beraten. Manche Hütchen haben eine Aussparung, die für die Nase deines Babys vorgesehen ist.

Auch wenn es im ersten Moment einfacher erscheint, mit dem Hütchen zu stillen, empfehlen wir dir, es nur als Übergangslösung zu nutzen. Denn du wirst nach einiger Zeit merken, dass es umständlich ist, immer ein Stillhütchen dabeizuhaben. Außerdem kann der natürliche Bakterienaustausch mit Hütchen nicht stattfinden und dein Baby trinkt ohne Hütchen effektiver.

Aber grundsätzlich gilt: Es ist immer besser, mit Stillhütchen zu stillen, als gar nicht zu stillen. Achte jedoch darauf, dass dein Baby auch wirklich gut trinkt und nicht nur vorn im Hut die Milch wegtrinkt!

Sonden

Die Sonde kann man vielseitig einsetzen. Beispielsweise wird die Sonde so an deine Brust geklebt, dass die Öffnung kurz vor der Brustwarze endet. Das andere Ende liegt in der Milchflasche. So bekommt dein Baby zusätzlich Milch aus der Flasche, ohne den Bezug zur Brust zu verlieren.

Die Sonde lässt sich auch am Finger einsetzen. Das wird meistens dann gemacht, wenn die Kleinen beim Trinken unterstützt werden sollen. Dabei wird die Sonde einfach an den kleinen Finger des Babys geklebt, das andere Ende liegt wieder in der Milchflasche. Dein Baby saugt am Finger und du kannst es animieren weiterzutrinken.

65 Was mache ich, wenn ich zu wenig oder zu viel Milch habe?

Grundsätzlich regelt die Nachfrage das Angebot. Das bedeutet: Je mehr oder öfter du stillst, desto mehr Milch produziert deine Brust. Das heißt also auch: Wenn du nicht wirklich oft anlegst oder pumpst, kann deine Brust nicht genug Milch produzieren. Auch wenn du selbst zu wenig Flüssigkeit zu dir nimmst, kann dies die Milchproduktion hemmen.

Des Weiteren ist erwiesen, dass Frauen, die viel Stress haben oder in ständiger Sorge sind, schlechter in die Milchbildung kommen. Deswegen versuche, positiv in die Stillzeit zu starten. Wenn du dich mit dem Stillen nicht wohlfühlst, kann das ebenfalls ein Grund dafür sein, dass nicht ausreichend Milch da ist. Führ dann gern Gespräche mit einer vertrauten Person, im Optimalfall mit deiner Hebamme, und ihr könnt gemeinsam nach Lösungen suchen.

Wenn du zu wenig Milch hast, kannst du als Erstes damit beginnen, dein Baby öfter oder regelmäßiger anzulegen. Eventuell macht es Sinn, zusätzlich zu pumpen. Prüfe aber am besten, ob deine Brustwarzen zusätzliches Pumpen mitmachen, da dieses die Brustwarzen belasten kann. Außerdem ist es sehr wichtig, dass das Anregen der Milchproduktion nicht in Stress ausartet. Denn dann bewirken deine Maßnahmen nichts.

Erhöhe deine Trinkmenge auf mindestens zwei Liter täglich. So kann dein Körper genug Flüssigkeit (Milch) bilden und abgeben. Es gibt Milchbildungstees, die du trinken kannst, am besten frische Tees. Auch Malzbier, Datteln und alkoholfreies Hefeweizen führen bei der einen oder anderen Mama zum Erfolg. Bockshornklee als Kapseln oder Tee wirkt ebenso milchbildend. Du kannst außerdem deine Brust mit einem Stillöl einölen und wärmen. Auch das wirkt anregend. Wenn deine Hebamme noch andere Tools hat, wie Akupunktur oder Reiki, dann probiert das gern aus.

Es kann vorkommen, dass du anfangs nur pumpen und nicht stillen kannst. Das kann unterschiedliche Gründe haben: Eventuell bist du räumlich von deinem Baby getrennt, weil es zum Beispiel in der Kinderklinik liegt, oder dein Baby kann aus irgendwelchen Gründen nicht an deiner Brust trinken. Liegt dein Baby in der Kinderklinik und du kannst nicht ständig bei ihm sein, dann bleibt oft nur das Abpumpen der Muttermilch. Wenn das so ist, empfehlen wir dir, an dem Platz, an dem du pumpst, ein Foto von deinem Baby zu platzieren. Dann kannst du es immer sehen, und das wirkt sich vorteilhaft auf deine Milchproduktion aus.

Zu viel Milch

Nun zum zweiten Teil der Frage: Was mache ich, wenn ich zu viel Milch habe? Das ist auf jeden Fall die bessere Variante: lieber zu viel Milch als zu wenig! Wenn du zu viel Milch hast, bist du nicht so viel in Sorge und eher in der Fülle als im Mangel.

Dein Körper braucht circa sechs bis acht Wochen nach der Geburt, um sich auf die Milchbildung beziehungsweise auf die Nachfrage einzustellen. Erst dann kannst du feststellen, ob es wirklich stets zu viel Milch ist. Das merkst du daran, dass deine Brust sehr oft spannt oder die Milch ständig fließt. Kläre das auf jeden Fall erst einmal mit deiner Hebamme, wenn du eine hast, oder mit deiner Ärztin oder deinem Arzt.

Ansonsten kannst du versuchen, die Brust zu kühlen. Milchreduzierend wirkt auch Salbei; Salbeitee trinken Frauen in größeren Mengen, wenn sie abstillen wollen. Wenn du also eine starke Milchbildung ein bisschen ins Gleichgewicht bringen möchtest, kannst du eine Tasse Salbeitee trinken. Probiere erst einmal nur eine Tasse und schaue, wie deine Brust reagiert. Eventuell kannst du es in den darauffolgenden Tagen noch einmal wiederholen. Du brauchst keine Angst zu haben, dass du mit einer Tasse Salbeitee abstillst. Solange du weiterhin regelmäßig stillst und du nur einmal Salbeitee trinkst, kann nichts passieren.

Natürlich kannst du auch über das Abpumpen nachdenken. Allerdings könnte dies den negativen Effekt haben, dass deine Brust »denkt«, sie muss noch mehr Milch produzieren. Denn es bleibt ja dabei: Die Nachfrage regelt das Angebot! Es kann also sein, dass Abpumpen für den ersten Moment angenehm ist, wenn du zu viel Milch hast, später jedoch nicht mehr, weil noch mehr Milch gebildet wird. Falls du das Abpumpen probieren möchtest, weil deine Brust zu sehr spannt, dann pumpe nur so lange, bis der starke Druck nachlässt. Das kann schon nach ein bis zwei Minuten der Fall sein; du wirst es selbst merken. Anschließend kühle deine Brust gerne.

66 Muss ich meinem Baby im Sommer zusätzlich Flüssigkeit geben?

Dass Babys im Sommer zusätzliche Flüssigkeit benötigen, ist ein Mythos, der sich schon lange hält. Deswegen unsere klare Antwort: nein! Wenn du dein Baby voll stillst, braucht es keine zusätzliche Flüssigkeit.

Muttermilch besteht zu 87 Prozent aus Wasser. Alle anderen Stoffe sind im Wasser gelöst. Durch diesen hohen Wasseranteil wird jeder Durst deines Babys gelöscht. Das bedeutet im Umkehrschluss, dass kein zusätzliches Wasser und kein zusätzlicher Tee verabreicht werden müssen. Gerade in der Anfangszeit wäre weiteres Wasser sogar gefährlich für dein Baby. Es würde die Nieren überlasten und der ganze Körper deines Babys würde sich nur auf die Arbeit der Nieren konzentrieren und alle anderen Körperfunktionen in den Hintergrund stellen. Das kann zur Folge haben, dass dein Baby beispielsweise seine Körpertemperatur nicht halten kann.

Außerdem ist die Brust superschlau. Sie produziert verschiedene Arten von Muttermilch. Wenn dein Baby beispielsweise im Sommer häufiger trinken möchte, ist die erste Milch, die es aus der Brust trinkt, die dünnflüssige und durstlöschende Milch. Nach ein paar Minuten kommt die dicke, also die sättigende Milch.

Auch wenn du nicht stillen solltest, braucht dein Baby kein zusätzliches Wasser und keinen zusätzlichen Tee. Denn auch in der PRE-Nahrung ist ein hoher Anteil von Wasser enthalten.

67 Kann ich mein großes Kind weiterstillen, wenn ich schwanger bin?

Es kommt immer wieder vor, dass Frauen in der Stillzeit erneut schwanger werden. Theoretisch ist es möglich, trotzdem weiterzustillen. Die Muttermilch verändert sich jedoch mit der erneuten Schwangerschaft in ihrer Konsistenz und in ihrem Geschmack. Daher kann es sein, dass das größere Kind sich von ganz allein abstillt. Aber auch die Mamas sehnen sich manchmal bei einer erneuten Schwangerschaft nach dem Abstillen. Denn häufig ist das Stillen nicht mehr so angenehm, wie es vorher war. Manchmal ist es schmerzhafter, manchmal fühlen sich die Brüste wund an und manchmal bekommen die Mütter einfach das Gefühl, dass es jetzt reicht.

Aber wie gesagt, ist das Stillen in der Schwangerschaft möglich. Dabei musst du keine Angst haben, dass dein Baby im Bauch unterversorgt ist. Das Stillen kann auch keine Wehen auslösen. Auch wenn das Hormon Oxytocin beim Stillen ausgeschüttet wird, kann es nur Wehen auslösen, wenn dein Körper und dein Baby bereit für eine Geburt sind.

Solltest du vor der nächsten Geburt noch nicht abgestillt haben, kannst du nach der Geburt auch beide Kinder stillen. Der Vorteil dabei ist, dass beide Kinder von deiner Muttermilch profitieren können. Außerdem fühlt sich das größere Kind vielleicht nicht so ausgeschlossen (weil es die Brust kurz vor der Geburt abgeben musste).

Aber es gibt auch Nachteile: Das Stillen von Geschwistern kann sehr viel Zeit in Anspruch nehmen. Viel Zeit für dich selbst bleibt dann meistens nicht. Zudem gibt es leider in der Gesellschaft wenig Zuspruch zu diesem Thema, und zwar sowohl dazu, Geschwisterkinder zu stillen, als auch dazu, ein zweijähriges Kind noch zu stillen.

Vertraue am besten dir selbst und mache das, was sich für dich richtig anfühlt!

68 Kann ich Stillen und Flasche kombinieren?

Ja, das kannst du auf jeden Fall machen. Eine Kombination bietet sich aus verschiedenen Gründen an:

- **Zu wenig Milch:** Es kann sein, dass du anfangs nicht richtig in die Milchbildung kommst oder auch im späteren Verlauf die Milch nicht in den Mengen vorhanden ist, in denen sie benötigt wird. Dann kannst du zum Beispiel ein oder zwei Mahlzeiten mit einer Flasche ergänzen. Natürlich kannst du immer probieren, die Milchbildung anzuregen. Wenn du dann genug Milch hast, kannst du die Flasche jederzeit wieder weglassen. Diese Zeit ist nicht ganz einfach und es bedarf viel Geduld und Unterstützung. Es ist gut, wenn du währenddessen eine gute Begleitung durch deine Hebamme oder eine Stillberaterin hast.
- **Dein Wunsch:** Eine Kombination aus Stillen und Flasche kann auch einfach deine freie Entscheidung sein. Es gibt Frauen, die sich bei dem Gedanken nicht wohlfühlen, 24 Stunden lang ständig für das Wohl des Babys verantwortlich zu sein. Sie fühlen sich überfordert, weil sie denken, sie können diese Aufgabe nie abgeben. Eine Lösung kann dann sein, dass die Mutter meistens stillt, der andere Elternteil aber immer abends eine Flasche gibt.
- **Dein Baby ist zu schwach:** Wenn dein Baby sehr zart oder zu früh geboren ist, kann es sein, dass es es nicht schafft, jede Mahlzeit aus der Brust zu trinken. Dann kann die Kombination aus Flasche und Brust übergangsweise eine Lösung sein
- **Räumliche Trennung:** Falls dein Baby in der Kinderklinik ist und du nicht ständig bei ihm sein kannst, dann braucht dein Baby natürlich auch in den Zeiten Milch, in denen du nicht da bist.

Wie du siehst, gibt es also einige Gründe und auch Möglichkeiten, die Flasche und Stillen zu kombinieren.

69 Wie kann ich abstillen? Und geht das jederzeit?

Zum Abstillen gibt es nicht den einen perfekten oder vorgegebenen Zeitraum. Jede Mama muss für sich selbst entscheiden, wie lange sie stillen möchte. Allgemein empfehlen wir und auch die WHO (Weltgesundheitsorganisation), mindestens sechs Monate lang voll zu stillen. Nach sechs Monaten fängt auch die Beikostzeit an. Dabei stillt sich dein Baby von ganz allein langsam ab. Für deine Brust ist das langsame allmähliche Abstillen das schonendste. Das Tempo des Abstillens bestimmst du mit deinem Kind; es kann mehrere Wochen, aber auch Monate dauern.

Möchtest du vor diesen sechs Monaten abstillen, bekommt dein Kind statt Muttermilch PRE-Milch und du hast zwei Möglichkeiten: Du kannst von Woche zu Woche die Stillmahlzeiten immer häufiger durch eine Flaschenmahlzeit ersetzt. Hierbei ist wichtig, dass du diese Veränderung ganz langsam vornimmst. So kann deine Brust sich an die neue Situation gewöhnen und stillt sich langsam von allein ab.

Die andere Möglichkeit ist das plötzliche Abstillen. Diese Methode wird nicht oft empfohlen. Denn dann muss die gesamte Milch, die die Brust produziert, wieder resorbiert werden. Das kann zu Entzündungszeichen der Brust und grippeähnlichen Symptomen bei dir führen. Solltest du dich doch für diese Methode entscheiden, wird dein Baby ab sofort nicht mehr angelegt. Deine Brust kannst du mit Quarkwickeln (siehe Seite 117) oder Kühlelementen kühlen. Empfehlenswert wäre es außerdem, zwei bis fünf Tassen Salbeitee am Tag zu trinken. In den meisten Fällen dauert dieser Vorgang 48 Stunden.

70 Ich habe mich nach dem Abstillen entschieden, doch wieder zu stillen. Geht das?

Hierbei muss unterschieden werden, ob du schon einmal richtig in der Milchbildung warst oder ob du beispielsweise dein Adoptivkind stillen möchtest. Solltest du schon in der Milchbildung gewesen sein, dann hast du große Chancen, wieder stillen zu können. Wichtig ist hierbei, regelmäßig und häufig anzulegen. Manchmal wird eine elektrische Pumpe als zusätzliches Hilfsmittel in Anspruch genommen. Aber auch die Sonde an der Brust kann sehr hilfreich sein, denn so kannst du deinem Baby die Milch verabreichen und gleichzeitig deine Brust anregen, mehr Milch zu bilden (siehe ab Seite 124).

Doch die Milchbildung ist nur das eine, das andere ist dein Baby, das nach einer gewissen Zeit wieder an die Brust soll. In manchen Fällen ist das nicht so einfach und es kann tatsächlich auch mal nicht funktionieren. Dann solltest du überlegen, ob du weiterhin abpumpen möchtest und ob du diesen Weg weitergehen möchtest. Am wichtigsten ist in dieser Situation, dass du viel Geduld hast und hinter diesem Weg stehst.

Wenn du vorhast, dein Adoptivkind zu stillen, ist das Ganze etwas schwieriger, aber auch ohne vorhergegangene Schwangerschaft kann die Milchbildung in Gang gebracht werden. Hier spricht man von einer induzierten Milchbildung. Wenn es die Situation zulässt, ist es wichtig, sich so früh wie möglich mit diesem Thema auseinanderzusetzen. Denn je früher man anfängt, desto höher stehen die Chancen, in die Milchbildung zu kommen. Hierbei wäre es gut, mit einer Hebamme oder einer Stillberaterin in Kontakt zu treten. Denn in manchen Fällen ist die Einnahme von Medikamenten empfehlenswert. Auch das regelmäßige Pumpen ist nicht wegzudenken. Alles in allem bedarf es Zeit und Geduld.

71 Was muss ich beachten, wenn ich mein Kind ausschließlich mit der Flasche füttern möchte?

Wenn du dich dazu entschieden hast, dein Baby ausschließlich mit einer Flasche zu füttern, dann wirst du deine Gründe dafür haben. Wenn es für dich möglich ist, empfehlen wir dir aber auf jeden Fall, deinem Baby nach der Geburt das Kolostrum zu geben. Das Kolostrum, auch Vormilch genannt, wird schon in der 16. Schwangerschaftswoche in deiner Brust gebildet und ist wie ein Immuncocktail für dein Baby. Dafür kannst du entweder dein Baby nach der Geburt einmal anlegen oder das Kolostrum mit Unterstützung der Hebamme ausstreichen, damit dein Baby es bekommen kann. Dabei brauchst du keine Angst zu haben, dass du mit diesem kurzzeitigen Anlegen oder Ausstreichen deine Milchbildung voll in Gang bringst. Im weiteren Verlauf auf Station oder im Wochenbett zu Hause wirst du unterstützt, dass deine Brust gut abgestillt wird.

Die Entscheidung, dein Baby ausschließlich mit einer Flasche zu füttern, triffst du entweder vor der Geburt oder im Wochenbett. Solltest du dir vorher schon sicher sein, dass du nicht stillen möchtest, dann kannst du dich gut vorbereiten. Wenn deine Entscheidung erst nach der Geburt gefällt wird, schickst du einfach deinen Partner oder deine Partnerin mit dieser Einkaufsliste los:

- Ca. 6 Fläschchen
- PRE-Milch
- Flaschenwärmer
- Sterilisator
- Flaschenbürste
- Thermoskanne

Es gibt einige neue Geräte auf dem Markt, mit denen man beispielsweise auf Knopfdruck fertige Milch bekommt. Diese liegen im Preis zwischen 230 und 280 Euro. Die günstigere Variante mit Kosten zwischen 80 und 100 Euro ist ein »Babywasserkocher«. Er kocht das Wasser einmal komplett auf und lässt es abkühlen. Du musst dann nur auf einen Knopf drücken und es läuft perfekt temperiertes Wasser heraus. Beides sind Geräte, die man haben kann, aber nicht haben muss.

Zur PRE-Milch ist noch zu sagen, dass du diese deinem Baby im ganzen ersten Lebensjahr geben kannst. Die »1er«- beziehungsweise »2er«-Nahrung genannte Folgemilch ist in diesem Fall noch nicht nötig.

Im Folgenden findest du einige Tipps für die Flaschenzubereitung:

- Habe immer genug saubere Flaschen vorbereitet.
- Befolge die Zubereitung auf der Verpackung.
- Nutze immer abgekochtes Wasser.
- Prüfe immer die Temperatur! Die perfekte Temperatur der trinkfertigen Milch liegt bei 36 bis 37 Grad Celsius. Du kannst das auf deinem inneren Unterarm testen: Fühlt sich der Tropfen dort noch zu warm an, solltest du noch einen Moment warten. Bemerkst du den Tropfen kaum, ist es meistens die beste Temperatur.
- Portioniere schon rechtzeitig für die nächsten Mahlzeiten das Pulver; so geht es im Alltag schneller.

Tipps für den Partner oder die Partnerin

Unterstütze deine Frau in dem, was sie sich wünscht. Mache ihr keinen Druck – egal, ob sie stillt oder nicht. Finde Wege, um sie im Alltag zu begleiten. Wenn sie voll stillt, stelle ihr Wasser an den Stillplatz. Wenn sie die Milch abpumpt oder abgestillt hat, füttere auch du mal euer Baby.

5

RÜCKBILDUNG

Die Rückbildung startet eigentlich schon nach der Geburt und beinhaltet die Rückbildung der Organe, des Beckenbodens und auch der Geburtswunden. Mit der Rückbildungsgymnastik kannst du nach dem Wochenbett starten, und zwar entweder acht oder zehn Wochen nach der Geburt.

72 Was versteht man unter Rückbildung und wann kann ich damit starten?

Rückbildung bedeutet, dass sich nach der Geburt die Organe und die Muskulatur zurückbilden. Der ganze Körper stellt sich wieder von schwanger auf nicht schwanger um. Dabei durchläuft dein Körper verschiedene Prozesse.

Die Gebärmutter bildet sich zurück und verkleinert sich in ihren etwa faustgroßen Ursprungszustand. Während der Wochenbettzeit wandert sie immer weiter nach unten. Dazu benötigt sie Wehen, die von dir wahrgenommen werden können, die du aber nicht zwangsläufig spürst. Wenn du dein erstes Baby bekommen hast, bemerkst du die Nachwehen möglicherweise gar nicht. Mit jedem weiteren Baby kann es sein, dass du die Nachwehen immer mehr spürst.

Je kräftiger deine Bauchmuskeln vor der Schwangerschaft waren, desto schneller bildet sich dein Bauch nach der Geburt wieder zurück. Manchmal entsteht eine Rektusdiastase (siehe auch ab Seite 143). Das bedeutet, dass die geraden Bauchmuskeln etwas auseinandergehen. Sollte das bei dir so sein, ist es empfehlenswert, nur über die Seite aufzustehen, damit du diese Muskeln möglichst kaum anspannst. So vergrößert sich die Rektusdiastase nicht.

Wenn es Geburtswunden gibt, können diese nun heilen und sich zurückbilden. Dein Beckenboden öffnet sich unter der Geburt und kann sich nach der Geburt langsam wieder festigen. Das kannst du anfangs mit einer sanften Übung (siehe Seite 141) unterstützen.

Alle diese Prozesse der Rückbildung laufen in deinem Körper in den ersten Wochen nach der Geburt ab.

73 Was sind die Vor- und Nachteile eines Onlinekurses?

In den letzten Jahren hat sich bezüglich der Kurse einiges verändert. Das Angebot an Onlinekursen hat sehr zugenommen, was auch durch die Coronazeit bedingt ist. Wir glauben außerdem, dass dies dem Lauf der Zeit entspricht, zumal das Angebot an Präsenzkursen aufgrund des Hebammenmangels abnimmt und die Hebammen meist so viel zu tun haben, dass sie sich nicht auch noch um Kurse kümmern können.

Es gibt verschiedene Arten von Onlinekursen, und zwar Live-Angebote oder in Form von Videos, die du dir zu gegebener Zeit anschauen kannst. Wenn du an einem Live-Onlinekurs teilnimmst, gibt es feste Termine und Uhrzeiten, an denen ihr euch online trefft. Der Vorteil gegenüber einem Präsenzkurs ist, dass du nicht extra losfahren musst, sondern von zu Hause aus teilnehmen kannst, in gemütlicher Umgebung.

Der Vorteil eines Onlinekurses, dessen Videos schon vorher aufgenommen wurden, ist, dass du dir die Videos von überall aus zu jeder Zeit anschauen kannst. Du bist also sehr flexibel und kannst die Kurse auch mit deinen Liebsten machen. Du bestimmst die Zeit, die Dauer, den Ort und die Themen der Videos. Ein Nachteil bei dieser Art von Kursen ist, dass du keine Möglichkeit hast, direkt Fragen zu stellen.

74 Verläuft die Rückbildung nach einem Kaiserschnitt anders?

Auch nach einem Kaiserschnitt sollte man einen Rückbildungskurs besuchen. Oft hört man die Aussage: »Ich hatte einen Kaiserschnitt, ich brauche keinen Rückbildungskurs!« Das ist nicht richtig! Dein Beckenboden wurde vielleicht unter der Geburt nicht so belastet wie bei einer vaginalen Geburt, doch wurde er in der Schwangerschaft durch das zunehmende Gewicht genauso beansprucht. Mit einem Rückbildungskurs solltest du allerdings zehn bis zwölf Wochen nach der Geburt warten. Denn in dieser Zeit braucht dein Körper Zeit, um sich zurückzubilden und sich von der Operation zu erholen.

75 Was ist denn eigentlich genau mein Beckenboden und welche Funktion hat er?

Dein Beckenboden ist eine tragende, kräftige, trichterförmige Muskelschicht. Diese besteht aus drei Schichten und ist im Becken verankert. Stelle dir den Beckenboden vor wie eine Art Netz oder Hängematte, die dein Becken nach unten schließt. Manche können den Beckenboden auch gut visualisieren, indem sie an einen Basketballkorb denken, der ja auch ein trichterförmiges Netz hat. Dein Beckenboden ist an gewissen Stellen im Becken verankert beziehungsweise befestigt. Diese Punkte solltest du dir merken: am Schambein, an den Sitzbeinhöckern und am Kreuzbein (Steißbein).

Erste Schicht deines Beckenbodens

Die erste Schicht kleidet das gesamte Becken aus und trägt die inneren Organe; diese Schicht ist am Schambein verankert und verläuft über das Darmbein zum Steißbein. So entsteht eine Trichterform. Diese innere Beckenbodenschicht ist die größte und stärkste Beckenbodenschicht von den drei Schichten. Wenn diese Beckenbodenschicht recht schwach ist, zeigt sich das oft in einer geduckten Körperhaltung und hängenden Schultern. Diese Schicht kann nicht wirklich bewusst angespannt werden, sie wird aber bei bestimmten Beckenbodenübungen aktiviert.

Mittlere Beckenbodenschicht

Die mittlere Schicht sitzt wie eine Art Dreieck zwischen dem Schambein und den Sitzbeinhöckern. In der Schwangerschaft ist die mittlere Schicht diejenige, die das Gewicht der Gebärmutter trägt. Diese Schicht hält die Harnblase und ist wichtig für die Kontinenz der Blase. Wenn du niesen musst und dabei ein paar Tropfen Urin verloren gehen, dann weißt du, dass die mittlere Schicht nicht fest genug war.

Die mittlere Schicht kannst du bewusst anspannen, zum Beispiel durch die folgende Übung: Setze dich auf deine Sitzbeinhöcker (die Knochen, die du spürst, wenn du dich auf deine Hände setzt) auf einen Stuhl. Achte auf eine gerade Körperhaltung; die Beine sind im 90-Grad-Winkel aufgestellt. Deine Hände liegen auf den Oberschenkeln. Nun stelle dir vor, du hast ein Gummiband zwischen den Sitzbeinhöckern, das du zusammenziehen und auch wieder loslassen möchtest. Du ziehst in deiner Vorstellung sozusagen die Sitzbeinhöcker aneinander und spannst so die Muskeln der mittleren Schicht des Beckenbodens an.

Äußere Beckenbodenschicht

Die äußere Schicht verläuft außen um die Scheide, die Harnröhre und den Anus und hat die Funktion, sich zu schließen und sich zu öffnen. Die äußere Beckenbodenschicht öffnet sich auch unter der Geburt. Wenn du diese Beckenbodenschicht anspannst, dann ist das eine ganz kleine Bewegung, und zwar ein bewusstes Schließen und Öffnen der Körperöffnungen.

Um es noch einmal zusammenzufassen: Dein Beckenboden besteht aus drei Schichten, die im Becken verankert sind. Dein Beckenboden hat die Funktion, deine Organe zu tragen und dir Stabilität zu verleihen. Er hat außerdem die Funktion, sich zu öffnen und zu schließen. Das tut er auch unter der Geburt (öffnen) und nach der Geburt (schließen); zumindest gilt das für gewisse Schichten.

Die meisten Frauen hören in der Schwangerschaft oder nach der Geburt das erste Mal etwas von ihrem Beckenboden oder kommen das erste Mal mit ihm in Kontakt. Wenn du schwanger bist und im dritten Schwangerschaftsdrittel etwas Urin verlierst, liegt das an deinem Beckenboden. Er kann dann, wenn die Blase zu voll ist und du niesen oder lachen musst,

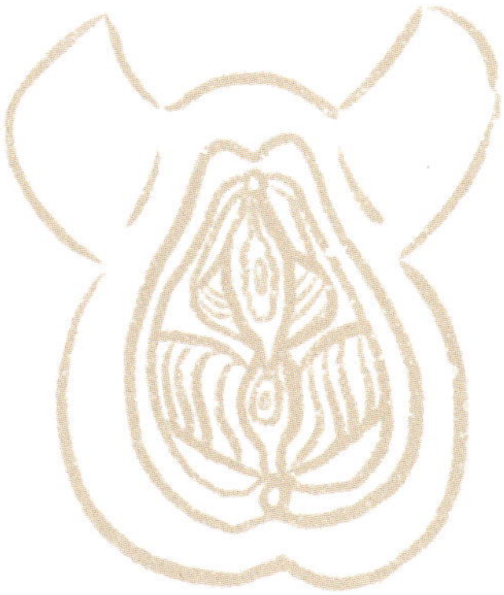

Der weibliche Beckenboden

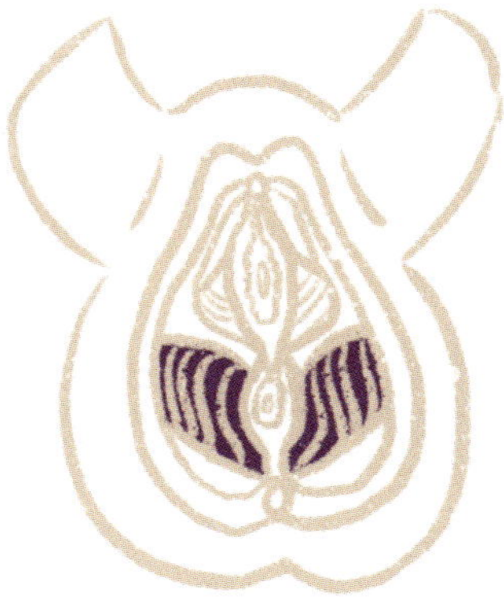

Diaphragma pelvis

Die innere Beckenbodenschicht ist vor allem für das Tragen der Organe zuständig.

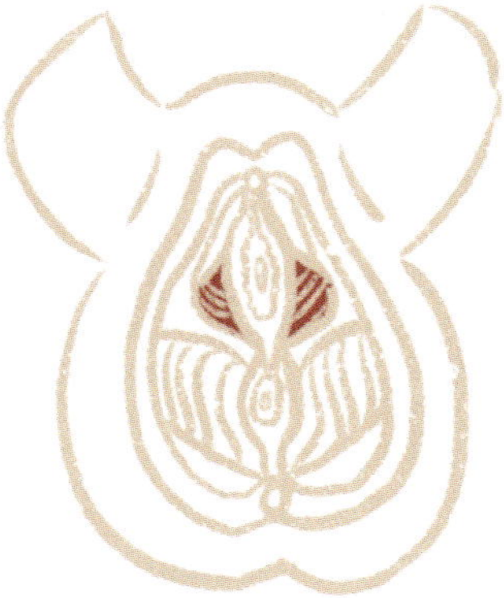

Diaphragma urogenitale

Die mittlere Beckenbodenschicht kann bei Übungen nur schwer gespürt werden.

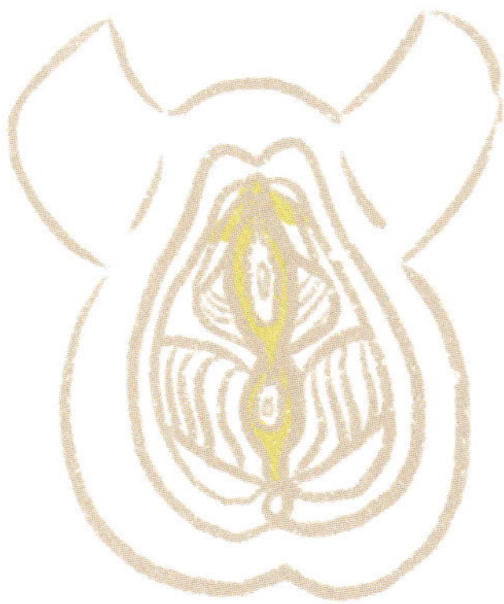

Schließmuskelschicht

Die äußere Beckenbodenschicht kontrolliert Harndrang und Stuhlgang.

dem Druck nicht mehr standhalten. Das muss nicht so bleiben und kann sich nach der Geburt regulieren; dabei sind Übungen für den Beckenboden hilfreich.

Übung für den Beckenboden

Im Folgenden erklären wir dir eine kleine Beckenbodenübung, die du jederzeit machen kannst. Wichtig ist, dass du dir Zeit nimmst und Geduld hast. Es sind kleine Bewegungen. Nutze einen ruhigen Moment, denn du musst dich gut darauf konzentrieren können. Beim Beckenbodentraining gilt grundsätzlich: Beim Einatmen entspannst du den Beckenboden, beim Ausatmen spannst du ihn an.

1. Nimm dir einen Stuhl und setze dich auf deine Sitzbeinhöcker, richte dich auf und stelle die Beine im 90-Grad-Winkel ab.
2. Gehe mit deiner Aufmerksamkeit zu deiner äußeren Beckenbodenschicht: Harnröhre, Scheide, Schließmuskel. Ausatmend schließt du die drei Körperöffnungen und lässt einatmend wieder locker.
3. Nun spannst du wieder ausatmend die erste Beckenbodenschicht an (Körperöffnungen schließen) und ziehst nun die Sitzbeinhöcker aneinander. Achtung: Die Pomuskeln bleiben dabei locker! Einatmend lässt du wieder locker.
4. Wiederhole die beiden vorherigen Schritte. Als dritten Schritt kannst du das Schambein Richtung Bauchnabel ziehen. Dabei kippst du dein Becken etwas, aber nur dein Becken. Der obere Rücken bleibt gerade. Denke an die Atmung. Einatmend machst du dein Becken wieder gerade und entspannst die beiden ersten Beckenbodenschichten.

Versuche, deinen Beckenboden gespannt zu halten, während du dein Becken kippst. Du kannst gern acht Wiederholungen dieser Übung machen.

76 Besteht der Rückbildungskurs nur aus Beckenbodengymnastik?

Wenn du einen Rückbildungskurs besuchst, dann besteht dieser nicht nur aus Beckenbodengymnastik. Die machen einen gewissen Teil aus, was ja auch sinnvoll ist. Zusätzlich gibt es Sequenzen, in denen du bestimmte Muskelgruppen trainierst. Los geht es mit einem Warm-up, gefolgt von Übungsreihen für die Bauchmuskeln, die Pomuskeln, die Brustmuskeln, die Arme, die Beine und den Rücken. Am Ende des Kurses steht eine Entspannungsübung.

Natürlich handhabt jede Hebamme das individuell und unterschiedlich. Auch die Intensität der Übungen hängt von der Kursleiterin und den Kursteilnehmerinnen ab. Es gibt zudem Kurse mit Baby und Kurse ohne Baby sowie Angebote in Kombination mit Babymassage. Überlege dir, was du möchtest, und informiere dich darüber, was in deinem Umfeld angeboten wird. Wenn du einen Kurs mit Baby besuchst, dann kann es vorkommen, dass du bei bestimmten Übungen aussetzen musst, weil dein Baby dich gerade braucht. Wenn du den Kurs ohne dein Baby besuchst, dann versichere dich, dass du auch guten Gewissens hingehen kannst und nicht die ganze Zeit in Gedanken bei deinem Baby bist.

Mache dir bitte nicht so einen Stress mit dem Kurs. Du kannst nach einer vaginalen Geburt frühestens nach acht Wochen starten und nach einer Bauchgeburt frühestens nach zehn Wochen. Eventuell zeigt dir deine Hebamme im Wochenbett schon eine Übung, sodass du bereits weißt, wo sich dein Beckenboden befindet und wie du ihn anspannen und locker lassen kannst. Informiere dich nicht zu spät nach der Geburt, welche Kurse in deiner Nähe angeboten werden, aber auch nicht unter Druck. Deine Krankenkasse zahlt den Kurs, wenn du innerhalb der ersten neun Monate nach der Geburt damit beginnst. Da sich die Regelungen ändern können,

TIPP Lasse deinen Beckenboden nicht außer Acht, denn er sollte für weitere Schwangerschaften und für die Wechseljahre möglichst gefestigt sein.

informiere dich unbedingt noch einmal selbst zur Kostenübernahme. Ein Rückbildungskurs geht meistens über acht Wochen und dauert pro Termin rund eineinhalb Stunden.

Auch nach dem Abstillen solltest du dich weiterhin um deinen Beckenboden kümmern. Denn erst zu diesem Zeitpunkt kann der Beckenboden wieder ganz stabil werden. Das liegt daran, dass sich deine Hormone dann noch einmal ändern. Für diese Zeit eignet sich ein Beckenbodenaufbaukurs, ein Yoga- oder ein Pilateskurs.

77 Was ist eine Rektusdiastase? Was kann ich tun, damit sie nicht schlimmer wird?

Bei einer Rektusdiastase stehen die geraden Bauchmuskeln auseinander. Sie weichen durch die extreme Dehnung der Bauchdecke auseinander und es entsteht eine Lücke. Wenn du deine geraden Bauchmuskeln an-

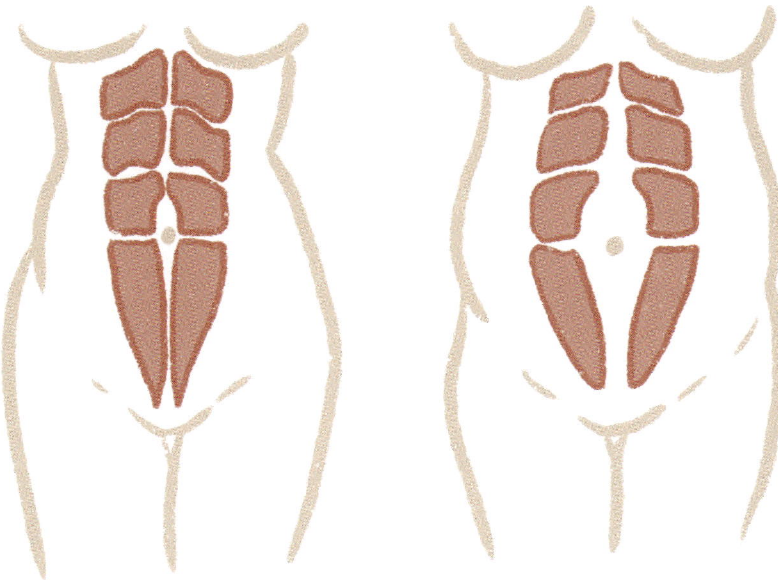

Bei einer Rektusdiastase bildet sich ein Spalt zwischen den geraden Bauchmuskeln.

spannst, wird dieser Spalt wie eine längliche Furche unter der Haut finger- bis handbreit sichtbar. Der Spalt verläuft längs über dem Bauch.

Nach der Geburt hat fast jede Frau eine Rektusdiastase; bei der einen Frau ist sie stärker ausgeprägt, bei der anderen weniger. Oftmals ist die Diastase nach dem ersten Kind nur ein bis zwei Querfinger breit und kann mit weiteren Schwangerschaften größer werden. Damit die Rektusdiastase nicht schlimmer wird, solltest du Bewegungen vermeiden, die die geraden Bauchmuskeln belasten. Nutze lieber die schrägen Bauchmuskeln. Daher ist es besser, wenn du aus dem Liegen über die Seite zum Stehen kommst statt direkt aus der Rückenlage.

Du solltest in der Rückbildung die geraden Bauchmuskeln nicht trainieren, solange die Rektusdiastase noch vorhanden ist. Lasse deine Bauchmuskeln von deiner Hebamme oder der Leiterin oder dem Leiter deines Rückbildungskurses überprüfen. Wenn es eine kleine Rektusdiastase ist, bildet sie sich mit der Zeit zurück, meist innerhalb des Wochenbetts. Eine große Rektusdiastase kann im Laufe der Zeit Schwierigkeiten machen, da der Darm sich dazwischenschlängeln kann. Das solltest du mit deinem Arzt oder deiner Ärztin besprechen.

Du kannst eine mögliche Rektusdiastase auch selbst kontrollieren. Dafür legst du dich flach auf den Rücken (also ohne Kissen unter dem Kopf) und streckst die Beine geradeaus. Du legst deine Hand auf den Bauch, und zwar mittig oberhalb deines Nabels. Nun kannst du deinen Kopf anheben und das Kinn Richtung Brust ziehen. Dadurch spannst du die geraden Bauchmuskeln an und kannst mit deiner Hand tasten, ob es einen Spalt zwischen den Muskelsträngen gibt.

Du kannst der Rektusdiastase vorbeugen, indem du vor und während der Schwangerschaft gezielte Übungen machst. Am besten machst du die Übungen mit deiner Hebamme oder einer Physiotherapeutin beziehungsweise einem Physiotherapeuten. Nach der Geburt kannst du mit bestimmten Übungen, die vor allem den Oberkörper und die Bauchmuskeln stärken, die Rektusdiastase verkleinern. Wähle gezielt Übungen, die deine Mitte stabilisieren und die seitlichen Bauchmuskeln kräftigen. Die geraden Bauchmuskeln solltest du nicht trainieren. Achte außerdem darauf, dass du viel über die Seite aufstehst.

78 Verändert sich meine Vagina durch die Geburt und bildet sie sich wieder zurück?

Viele Frauen haben unbewusst Sorgen, dass sich ihr Intimbereich durch Schwangerschaft und Geburt verändern könnte, und Angst davor, wie er nach der Geburt aussehen und sich anfühlen wird. Vielleicht hat sich auch schon der eine oder andere Mann Gedanken über das »Danach« gemacht. Es kann sein, dass sich dein Intimbereich direkt nach der Geburt ungewohnt anfühlt. Aber wir versichern dir, dass deine Vagina bald wieder aussehen und empfinden wird wie früher.

Wenn du eine vaginale Geburt hattest, sind deine Schamlippen in den ersten Stunden nach Geburt etwas angeschwollen. Sie verschließen aber den Scheideneingang wie immer. Also mache dir keine Gedanken darüber. Dein Körper ist sehr schlau und beginnt auch dort sehr schnell mit der Rückbildung.

Eine fremde Person würde beim Anblick deines Intimbereichs nicht denken, dass du ein Kind geboren hast. Die Natur öffnet deinem Baby erst ganz zum Schluss der Geburt die Tür zur Welt und verschließt sie auch schnell danach wieder. Wenn Frauen sich ihre Geburtsverletzungen anschauen, sind sie oft sehr positiv überrascht von dem, was sie da sehen. Sie sagen ganz oft: »Das hätte ich mir viel schlimmer und größer vorgestellt.« Also habe ruhig den Mut und schaue ihn dir einmal an; am besten, wenn du einen Moment wirklich Zeit für dich hast.

79 Woran merke ich, dass mein Beckenboden wieder »der alte« ist?

Oft ist es so, dass sich viele Frauen während der Schwangerschaft oder im Wochenbett zum ersten Mal mit ihrem Beckenboden beschäftigen. Vorher wissen viele gar nicht, dass es ihn gibt oder welche Aufgaben er hat. Wenn du mit der Rückbildung fertig bist, hast du ein gutes Gefühl für deinen Beckenboden entwickelt. Du kannst besser sagen, wie er sich anfühlt.

In der Stillzeit beeinflussen Hormone die Stabilität deines Beckenbodens. Daher ist es wichtig, dass du deinen Beckenboden nach der Stillzeit noch mal trainierst und ihm Aufmerksamkeit schenkst. Am besten startest du noch einmal mit der Beckenbodengymnastik, wenn du deinen Zyklus wieder hast. Das kannst du für dich allein machen, mit Übungen, die du kennst, oder du machst Yoga, Pilates oder einen Beckenbodenaufbaukurs.

Manchmal merkst du in der Zeit vor deiner Menstruation, dass dein Beckenboden nicht so stabil ist. Das macht sich bemerkbar in Hämorrhoiden, die in der Zeit wieder auftauchen, oder in einem Druckgefühl. Es fühlt sich so an, als würde dich etwas nach unten ziehen.

Ansonsten kannst du die Festigkeit deines Beckenbodens ganz gut beurteilen, wenn du später einmal joggst oder auf dem Trampolin bist. Wenn du beim Laufen oder beim Springen merkst, dass dein Beckenboden mitschwingt, ist das ein Zeichen dafür, dass du noch mal genauer hinschauen solltest. Außerdem kann sich dein Beckenboden bemerkbar machen, wenn du eine volle Blase hast, lachst und dann etwas Urin verlierst. Auch das ist ein Zeichen für einen nicht so stabilen Beckenboden.

80 Ab wann darf ich wieder joggen gehen oder zum Beispiel mit einem Hula-Hoop-Reifen trainieren?

Wenn du einen Rückbildungskurs absolviert hast und dein Beckenboden fest ist, kannst du langsam wieder anfangen zu joggen. Wichtig dabei ist, dass du deine Füße gut abrollst und deinen Beckenboden nicht vergisst.

Hula-Hoop kannst du eigentlich schon früher machen – dann, wenn du dich fit fühlst. Bei einer Bauchgeburt raten wir dir, zwei Monate zu warten, weil der Reifen an die Narbe kommen kann. Das könnte unangenehm sein oder werden. Außerdem könnte die Bewegung noch zu anstrengend sein.

Tipps für den Partner oder die Partnerin

Der Körper deiner Frau hat viel geleistet und braucht Zeit. Es kann sein, dass er sich verändert hat. Wichtig ist, dass du ihr nicht vermittelst, dass sie ein gewisses Ideal erreichen soll. Wenn sie Sport machen möchte, dann könntest du ihr die Möglichkeit geben, dass sie sich ein kleines Zeitfenster in den Alltag einbauen kann und du in der Zeit Baby-Time hast.

6

BABY

Ein Baby zu haben ist wohl das größte Geschenk, das es gibt: ein kleiner Mensch, der euer Leben bereichert. Doch gerade, aber nicht nur beim ersten Kind kommen viele Fragen auf.

81 Was soll ich in den ersten Tagen mit meinem Baby beachten?

Die ersten Tage mit deinem Baby können sehr aufregend und einzigartig sein. Sie sind geprägt von Liebe, Nähe, Angst und eventuell auch Selbstzweifeln. Wir möchten dir ein paar Tipps für die erste Zeit mitgeben:

- Lass dir Zeit! Setze dich nicht unter Druck! Du bist gerade Mutter geworden und musst erst einmal in die neue Situation finden.
- Du bist perfekt, so wie du bist! Dein Baby liebt dich so, wie du bist!
- Begrenze Besuch. Besuch im Wochenbett ist nicht dasselbe wie Besuch während oder vor der Schwangerschaft. Teile es gut ein, denn dein Baby bestimmt jetzt deinen Tagesablauf.
- Lasse dir Unterstützung oder gutes Essen schenken.

In der ersten Zeit wird dein Baby sehr viel schlafen. Auch du solltest dich in dieser Zeit erholen und Kraft tanken. Etwa 24 Stunden nach der Geburt wird dein Baby wacher und möchte oft an die Brust oder an die Flasche. Wir empfehlen dir, dein Baby immer dann anzulegen, wenn es danach verlangt. Denn die Nachfrage regelt das Angebot. Habe keine Angst, dass du zu wenig Milch hast! Der Magen deines Babys ist in den ersten Tagen noch sehr klein – in den ersten Stunden hat er gerade mal die Größe einer Heidelbeere – und es braucht keine großen Mengen an Milch.

Schenke deinem neuen kleinen Wunder viel Nähe und Zuneigung. Es ist ein Mythos, dass Neugeborene zu sehr verwöhnt werden könnten. Das ist absolut falsch!

82 Wie oft sollte mein Baby innerhalb von 24 Stunden trinken? Muss ich es dafür wecken?

Die ersten Stunden nach der Geburt könnt ihr erst einmal in Ruhe und mit ganz viel Schlaf verbringen. Sowohl dein Baby als auch du erholt euch in dieser Zeit von der Geburt. Gleich nach der Geburt hast du dein Baby schon einmal angelegt; nun hast du ungefähr sechs Stunden bis zur nächsten Mahlzeit. Wenn dein Baby sich früher meldet, dann gibst du ihm natürlich früher die zweite Mahlzeit.

Jedes Baby ist individuell, aber wir versuchen, dir eine gute allgemeine Empfehlung bezüglich des Stillrhythmus mitzugeben: Innerhalb von 24 Stunden sollte dein Baby ungefähr acht bis zwölf Stillmahlzeiten zu sich nehmen. Gerade in den ersten Tagen ist es wichtig, am Ball zu bleiben. Denn sonst kann es durchaus sein, dass dein Baby in einen Kreislauf kommt, der ihm nicht guttut: Das Baby trinkt dann weniger, wird dadurch müder, meldet sich deshalb seltener von selbst, trinkt dadurch noch weniger und wird noch müder und so weiter.

Daher raten wir dir, am Anfang ein wenig auf die Uhr zu schauen und dein Baby eventuell zu den Mahlzeiten zu wecken. Aber habe keine Angst! Das musst du nicht während deiner gesamten Stillzeit so machen. Denn nach circa zwei Wochen hat sich alles eingependelt, sodass dein Baby sich selbstständig zu den Mahlzeiten meldet.

Dein Baby muss nur zugefüttert werden, wenn es mehr als zehn Prozent des Geburtsgewichts abnimmt.

83 Wann ist ein Bäuerchen empfehlenswert?

Du kannst deinem Baby nach jeder Mahlzeit ein Bäuerchen anbieten. Das wird deinem Baby guttun, wenn es beim Trinken Luft geschluckt hat, was eher bei der Verwendung eines Stillhütchens passiert oder wenn du dein Baby mit der Flasche fütterst. Wenn dein Baby Luft schluckt und kein Bäuerchen macht, kann es eher Blähungen und somit auch Bauchschmerzen bekommen. Es kann aber auch sein, dass dein Baby kaum Luft schluckt, wenn du stillst.

Beobachte dein Baby: Trinkt es sehr hastig oder verschluckt es sich oft, dann biete ihm am besten ein Bäuerchen an. Wenn es innerhalb der dann folgenden fünf bis zehn Minuten kein Bäuerchen macht, kann es sein, dass erst einmal keines mehr kommt. Ein Bäuerchen muss nicht zwingend sein und es ist auch nicht gefährlich, wenn dein Baby kein Bäuerchen macht. Nachts brauchst du dein Baby zudem nicht für ein Bäuerchen zu wecken.

INFO

Wenn du deinem Baby ein Bäuerchen anbieten willst, kannst du wie folgt vorgehen: Die klassische Position ist, dein Baby nach dem Stillen/Füttern hochzunehmen und aufrecht an deine Schulter zu legen. Manche Frauen unterstützen das mit einem leichten Klopfen auf den Rücken.

Alternativ kannst du dein Baby in den Sitz setzen, gerne auf deine Knie. Dann nimmst du es kurz hoch, sodass sich die Beine strecken, und setzt es wieder hin, sodass sich die Beine leicht beugen. Das kannst du ein paarmal wiederholen. Durch die Bewegung der Beine bewegt sich der Darm des Babys etwas und es kann ein Bäuerchen kommen.

84 Wie starte ich mit der Beikost? Welche Lebensmittel kann ich verwenden?

Es heißt Beikost, weil etwas hinzugefügt wird. Es wird also nicht sofort alles komplett ersetzt. Der Begriff »Zufüttern« macht es eigentlich noch etwas deutlicher: Du fütterst zu. Wie lange und in welchem Ausmaß das passiert, entscheidet ihr. Der beste Zeitpunkt, um mit der Beikost zu starten, ist, wenn dein Baby so weit ist: Es signalisiert dir, wann der richtige Zeitpunkt ist.

Die Beikost-Reifezeichen sind:

- Dein Kind macht Kaubewegungen, wenn du selbst isst.
- Es signalisiert starkes Interesse an dem Essen, das du isst.
- Es kann selbst Dinge fassen und zum Mund führen.
- Es kann mit wenig Hilfe allein sitzen.
- Sein Zungenstoßreflex ist nicht mehr so ausgeprägt oder gar nicht mehr vorhanden.
- Es hat schon Zähne.

Wir empfehlen dir, nicht vor dem fünften Lebensmonat deines Babys mit Beikost zu starten und auch die Reifezeichen abzuwarten. Wenn du einige dieser Reifezeichen bei deinem Kind beobachtest, dann kannst du dir eine Mahlzeit aussuchen, mit der du starten möchtest. Wir raten dir, dafür einen Zeitraum zu wählen, in dem du die meiste Ruhe hast. Das kann die Mittagsmahlzeit oder die Abendmahlzeit sein.

Die erste feste Nahrung

Es ist deine Entscheidung, ob du deinem Baby den Brei selbst kochen oder ob du lieber etwas kaufen möchtest. Bei gekauften Gläschen achte darauf, dass die Mahlzeiten nur natürliche Zutaten, am besten nur Gemüse, Wasser und eventuell Öl, enthalten. Wenn du selbst kochst, kannst du die Reste im Kühlschrank aufheben oder einfrieren. Dafür eignet sich für den Anfang ein Eiswürfelbehälter. So kannst du gut portionieren und es entspricht den Mengen, die dein Baby isst, da es sein kann, dass es die ersten Male nur drei bis fünf Löffel mag.

Wenn du keinen Brei geben magst, dann kannst du deinem Baby eine Methode namens »Baby-led weaning« (BLW) anbieten. Dabei überlässt du die Umgewöhnung auf gewisse Weise deinem Kind. Du wählst ein

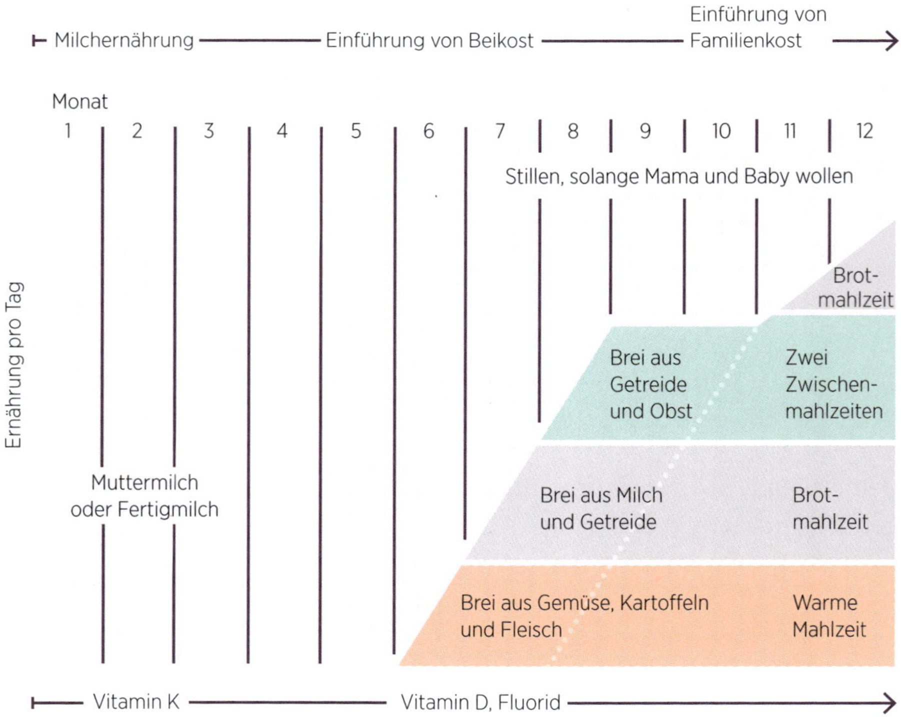

Der Ernährungsplan für das erste Lebensjahr

Gemüse aus, das du deinem Baby schön weich gekocht auf den Teller legst. Von dort kann es sich sein Essen selbst nehmen, und zwar so viel, wie es mag und möchte. Natürlich gibt es dabei viel »Gemansche«; das Erkunden dessen, was das Baby in der Hand hat, sorgt für Begeisterung.

Du musst dich nicht auf eine Methode festlegen, sondern kannst flexibel zwischen beiden wechseln.

Für den Anfang eignet sich folgendes Gemüse:

- Pastinake
- Süßkartoffel
- Hokkaidokürbis

Orientiere dich dabei gerne an der Jahreszeit, verwende saisonal Gemüse aus der Region. Wenn du mit einem neuen Lebensmittel angefangen hast, warte ein paar Tage ab und schaue, wie dein Baby darauf reagiert. Manche bekommen Verdauungsbeschwerden, manche Hautprobleme und viele vertragen die Beikost gleich ohne Schwierigkeiten. Wenn du nach einigen Tagen (bis zu fünf bis sechs Tage) das Gefühl hast, dass dein Baby alles gut verträgt, kannst du beispielsweise mittags ein neues Gemüse dazugeben. Möhre eignet sich am Anfang nicht so gut, da sie eher verstopfend wirkt. Du kannst deinem Baby auch etwas Fleisch geben; wir empfehlen Bio-Rindfleisch oder -Hühnerfleisch.

Grundsätzlich gilt: Für dein Baby ist es eine recht große Veränderung, feste Nahrung zu sich zu nehmen. Es bekommt dadurch auch etwas Abstand von dir und nabelt sich ein Stück mehr ab. Auch für den Darm deines Babys ist es eine Umstellung. Daher raten wir dir in der ersten Zeit, deinem Baby so gut wie kein rohes Gemüse oder Obstsorten anzubieten, sondern immer nur Gekochtes.

Wenn du das Essen selbst zubereitest, solltest du außerdem zunächst keine Gewürze benutzen, auch kein Salz. Dein Baby kann gewürzte Mahlzeiten dann zu sich nehmen, wenn es laufen kann. Dann ist der Darm so weit, dass er mit der Nahrung zurechtkommt, die auch du zu dir nimmst. Damit meinen wir natürlich gesunde Nahrung und nicht Fast Food oder Fertiggerichte.

Rezept für einen Mittagsbrei

Dieses Rezept für einen Mittagsbrei ist einfach zuzubereiten.

Du brauchst dafür:

- 200 g Gemüse
- Wasser
- 2 TL Öl (wir empfehlen Rapsöl)

Und so geht's:

1. Lasse das geschälte und klein geschnittene Gemüse in etwas Wasser kochen, bis es weich genug ist, um es zu pürieren.
2. Gieße das Wasser ab und püriere das Gemüse zu einem Brei. Hebe zum Schluss etwas Öl unter.

Rezept für einen Abendbrei

Auch dieser Abendbrei ist schnell zubereitet.

Du brauchst dafür:

- 20 g Reisflocken
- 200 ml Milch oder eine Milchalternative (kann auch abgepumpte Muttermilch sein)
- Sesammus oder Wasser
- 1 TL Orangensaft

Und so geht's:

1. Fülle die Reisflocken in einen Topf und gib die Milch dazu. Erwärme alles unter Rühren. Hebe eventuell Sesammus darunter und erwärme auch das.
2. Fülle den Brei in ein Schälchen um und rühre einen Teelöffel Orangensaft darunter.

Wenn du mit dem Zufüttern anfängst, solltest du deinem Baby zunächst nur ein wenig feste Nahrung geben und ihm dann noch mal die Brust oder die Flasche anbieten. So steigert sich die Menge der Beikost und die

Menge der Milch reduziert sich, du schleichst also die Milchmahlzeiten langsam aus und führst andere ein.

Möglicherweise ist dein Baby sehr neugierig und möchte gleich recht viel essen. Das darf es auch. Vielleicht isst es ein paar Tage später wieder weniger und möchte wieder mehr gestillt werden. Das ist in Bezug auf die Entwicklung des Babys ganz normal und gehört dazu. Du brauchst dich deswegen nicht zu sorgen: Gib deinem Baby einfach wieder mehr die Brust, dann fühlt es sich wieder sicher und kann den nächsten Schritt machen, sozusagen einen Schritt vor, zwei Schritte zurück, um dann wieder große Schritte nach vorn zu gehen. Auch mit dem Einführen der neuen Mahlzeiten kannst du flexibel sein. Die Mittagsmahlzeit muss nicht komplett ersetzt werden, bevor du mit der Abendmahlzeit anfängst. Bringe dir immer wieder in Erinnerung, dass es Zu-füttern heißt.

Trinken

Sobald du anfängst, deinem Baby feste Nahrung zu geben, solltest du ihm auch immer etwas zu trinken anbieten. Am besten wäre Wasser. Auch wenn du deinem Baby nach dem Essen Milch anbietest, sollte es lernen, Wasser zu trinken. Wenn euer Leitungswasser zum Trinken geeignet ist, dann kannst du es nutzen. Bis zum sechsten Lebensmonat empfehlen wir dir, das Wasser abzukochen.

Es kann sein, dass sich dein Baby mit dem Trinken aus einem anderen Gefäß etwas schwertut. Du kannst mit einem Trinklernbecher starten. Wenn das nicht klappt, probiere etwas anderes aus oder gib ihm etwas aus deinem Becher. Oftmals wollen Babys auch aus einem kleinen Gefäß trinken, wie aus einem Schnapsglas oder einer Espressotasse, und dieses selbst halten. Dabei verschütten sie zwar oft etwas, aber es ist ja nur Wasser. Außerdem lernen Babys recht schnell, ein Trinkgefäß präziser zum Mund zu führen. Probiere es gern aus und bleibe flexibel.

Ein weiteres Thema sind Kuhmilchprodukte. Vor einigen Jahren hieß es noch: Keine Kuhmilchprodukte im ersten Jahr! Inzwischen hat sich diesbezüglich vieles geändert. Nun gilt: Bis zu 200 Milliliter Kuhmilch am Tag sind in Ordnung oder, besser gesagt, reichen aus, um den Kalziumbedarf deines Kindes zu decken, wie es bei »IN FORM«, einer Initiative des Bundesministeriums für Gesundheit nachzulesen ist. Wenn dein Kind vor dem ersten Geburtstag Kuhmilch zum Trinken bekommen soll, dann sind die Empfehlungen also ganz klar: Ab dem siebten Monat gelten unter Experten für Babyernährung 200 Milliliter Kuhmilch als tägliche Obergrenze. Heute weiß man auch, dass das Meiden oder die verzögerte Einführung von Kuhmilch keinen Schutz vor Allergien bietet. Auch Säuglinge mit einem erhöhten Allergierisiko können Kuhmilch-Getreidebrei zu sich nehmen. Du kannst natürlich auch auf andere Milchsorten zurückgreifen. Wenn du Kalzium zuführen möchtest, kannst du das auch über Sesammus (Tahin) oder Mandelmus gewährleisten.

INFO

Wir beschreiben hier, was unserer Meinung nach zum Thema Beikost zu empfehlen ist. Es kann gut sein, dass du im Internet viele verschiedene Informationen dazu findest (das gilt aber ja für viele Themen, die im Internet recherchiert werden). Das, was du zu diesem Thema liest, sind auch nur Empfehlungen und sie geben eine Richtung vor beziehungsweise geben dir Inspirationen. Dennoch bist du natürlich frei in deinen Entscheidungen.

85 Wie wichtig ist Bonding?

Das Wort »Bonding« kommt aus dem Englischen und bedeutet »Bindung«. Uns Hebammen ist das Bonding gerade in den ersten Stunden und Tagen sehr wichtig! Beim Bonding wird dein Baby nackt auf deinen oder auf den nackten Oberkörper deines Partners oder deiner Partnerin gelegt. Dadurch werden deinem Baby Nähe, Liebe, Zuneigung, Geborgenheit, Schutz und Wärme vermittelt. Außerdem hört dein Baby die gleichen Geräusche, die es in der Schwangerschaft schon gehört hat! Dieses Gewohnte kann in vielen Situationen beruhigend wirken.

Wir finden das Bonding sehr wichtig, da es die Mutter-Kind-Beziehung in vielerlei Hinsicht positiv beeinflusst. Es vermittelt deinem Baby Vertrauen und ein Gefühl von Sicherheit. Vorteile des Bondings für dein Baby sind:

- Dein Baby entspannt und beruhigt sich schneller.
- Der Blutzuckerspiegel deines Babys bleibt eher im Normbereich.
- Dein Baby kann die Körpertemperatur besser halten.
- Dein Baby schreit weniger und verbraucht somit weniger Energie.

Aber auch für dich hat Bonding viele Vorteile! Denn deine Milchbildung wird durch das Bonding gefördert. Außerdem lernst du dadurch schneller die Bedürfnisse deines Kindes kennen.

86 Wie beruhige ich mein Baby und was sind seine Bedürfnisse?

Fangen wir damit an, zu klären, was die Bedürfnisse deines Babys sind. Anfangs gibt es gar nicht so viele. Eines der größten Bedürfnisse ist der Hunger. Weitere große Bedürfnisse sind die Nähe zu dir und deinem Partner oder deiner Partnerin, das Schlafen und das »Sich-bemerkbar-Machen«, also die Kommunikation, was sich wiederum in der ersten Zeit durch Weinen zeigt.

Starten wir mit dem Hunger: Dein Baby kommt auf die Welt und wird nicht mehr durch dich beziehungsweise den Mutterkuchen ernährt, sondern kümmert sich jetzt sozusagen selbst um die Ernährung. In den ersten Tagen oder Wochen hat dein Baby sehr oft Hunger und möchte möglicherweise alle zwei bis vier Stunden gefüttert werden, entweder durch Stillen oder mit der Flasche. Dieses Bedürfnis solltest du nach dem Bedarf deines Babys erfüllen.

Kommen wir zu dem auch sehr wichtigen Bedürfnis nach Nähe: Stelle dir vor, dass dein Baby vor der Geburt nie allein war. Es war immer eingekuschelt in warmes seidiges Fruchtwasser, eng eingemummelt in deiner Gebärmutter. Es konnte sich an den Mutterkuchen anschmiegen und fühlte sich sicher und geborgen. Es war zudem immer eine Begrenzung da. Es war nie länger als eine Nabelschnurlänge von dir entfernt. Es wurde durch dich und deinen Atem getragen. Selbst wenn du nicht gelaufen bist oder aktiv warst, hast du trotzdem geatmet. Das heißt, es war immer Bewegung da. Dein Baby wurde 24 Stunden lang, sieben Tage die Woche gewiegt. Es hat immer Geräusche gehört: Das Glucksen deines Darms, deinen Blutfluss, der wie ein Rauschen klang, deinen regelmäßigen Herzschlag. So sah die Welt für dein Baby aus, und zwar neun Monate lang.

Nun ist es geboren und es hat keine Begrenzung mehr – es sei denn, es ist in deinen Armen. Es hört keinen Herzschlag, keinen Blutfluss mehr und auch keine Darmgeräusche – es sei denn, es ist in deinen Armen. Es ist vielleicht auch nicht mehr so warm und kuschelig – es sei denn, es ist in deinen Armen. Also ist es sehr gut verständlich, wenn dein Baby ganz viel Nähe und Liebe braucht. Genieße es und mache dir bitte keine Sorgen darüber, dass du es verwöhnen würdest. Mit dem Stillen des Bedürfnisses nach Nähe verwöhnst du dein Baby nicht, sondern gibst ihm ganz viel Sicherheit.

Das Bedürfnis nach Schlaf ist ebenfalls wichtig: Neugeborene brauchen recht viel Schlaf. Sie sind oft müde und erschöpft und du darfst deinem Baby die Ruhe gönnen. Lasse dein Baby also so lange schlafen, wie es möchte. Nur in wenigen Fällen müssen Babys zum Füttern geweckt werden. Mit der Zeit wird dein Baby immer wacher.

Dein Baby äußert sein Bedürfnis mit Weinen oder anderen Anzeichen der Kommunikation. Schaue auf die Signale, die dein Baby aussendet, und überlege, was du machen kannst, um das Bedürfnis zu befriedigen. Denke daran, dass es erst einmal ein bisschen Zeit braucht, bis du die Signale genau deuten kannst – nämlich circa sechs bis acht Wochen. Dann erkennst du, wie dein Baby bei Müdigkeit weint, oder weißt, was es macht, wenn es hungrig ist. Es ist immer gut, wenn du dein Baby zu dir nimmst und schaust, was du tun kannst. In der ersten Zeit ist es oft der Hunger oder einfach nur das Bedürfnis, an die Brust zu wollen. Denn die Brust ist ein sicherer Hafen und spendet Trost. Im Mutterleib war es die Plazenta, an die es sich gekuschelt hat, an Land ist es deine Brust, denn dort riecht es gut nach Mama. Natürlich sollte die Brust nicht zum Nuckeln dienen, da dies deine Brustwarzen wund machen kann, aber wenn du nicht weißt, was dein Baby gerade beruhigen kann, dann ist es im Zweifel deine Brust. Probiere es aus; du kannst nichts falsch machen.

Die meisten Babys lieben es, getragen oder gewiegt zu werden. Das erinnert sie an die Zeit im Bauch und sie fühlen sich wohl. Natürlich lieben sie es auch einfach, im Bonding zu sein und dich zu riechen, den Hautkontakt zu spüren und deinen Herzschlag zu hören. Eventuell hast du ein Tragesystem oder ein Tragetuch und kannst dein Baby darin viel tragen. Wenn du einen großen Pezziball hast, kannst du auch probieren, dich mit deinem Baby darauf zu setzen und zu wippen. Ansonsten reagieren Babys auch auf deinen oder euren Gesang, auf eure Stimmen. Manche Babys lieben es, wenn der Papa brummt wie ein Brummbär. Andere Babys lieben das Geräusch des Föhns oder liegen gerne auf ihrem Wickelplatz.

Du siehst, es gibt einige Möglichkeiten, und du kannst verschiedene ausprobieren und flexibel sein.

87 Welche Pflegeprodukte sollte ich zu Hause haben?

Dein Baby selbst braucht eigentlich keine Pflegeprodukte. In der ersten Zeit reicht zur Pflege Wasser. Wenn du dein Baby stillst, dann eignet sich auch Muttermilch sehr gut zur Pflege der Haut, falls diese etwas trocken ist oder sich pellt. Ansonsten kannst du die Haut deines Babys mit gutem natürlichem Kokosfett oder mit reinem Mandelöl eincremen.

Zum Baden nutze in der ersten Zeit nur Wasser und Muttermilch. Ein Kapuzenhandtuch und eine Babybadewanne sind sinnvoll. Es gibt Badewannen, die du zusammenfalten kannst, was sehr praktisch ist. Mit einem Badethermometer kannst du die Temperatur des Badewassers gut beurteilen.

Für den Windelbereich verwende möglichst natürliche Produkte. Am besten ist eine Creme, die einen Anteil von Zink enthält. Wenn du deinem Baby den Popo mit Wasser säuberst, was wir dir empfehlen, dann brauchst du kleine Waschlappen. Um den Müll zu reduzieren, raten wir von Einmalwaschlappen ab. Es gibt kleine Babywaschlappen zu kaufen. Du kannst auch aus den großen Spucktüchern kleine Lappen zurechtschneiden; die sind schön weich und dünn.

Außerdem sind eine kleine Haarbürste und ein Nagelpflegeset für dein Baby sinnvoll. Die Nägel schneidest du erst mit circa vier Wochen, wenn die Fingernägel etwas härter sind. Anfangs sind sie noch zu weich und die Nägel könnten dann einreißen.

Für unterwegs eignen sich Babypflegetücher. Sie sollten als Inhaltsstoffe am besten so wenig Zusätze wie möglich enthalten. Viele Babys reagieren mit einem wunden Po auf die Tücher.

INFO Es ist generell wichtig, darauf zu achten, dass du Produkte nimmst, die so natürlich wie möglich sind. Die Haut deines Babys ist sehr empfindlich und kann schnell auf gewisse Zusatzstoffe reagieren. Zudem können über die Haut synthetische Stoffe ins Blut gelangen.

DIY-Feuchttücher

Du kannst auch selbst Pflegetücher herstellen. Sie können bis zu eineinhalb Wochen aufbewahrt werden, da Kokosöl antibakteriell wirkt. Sie schützen zudem nicht nur den Babypopo, sondern auch deine Haut. Du kannst sie zum Beispiel als Abschminktuch verwenden.

Du brauchst dafür:

- 250 ml Wasser
- Einmalwaschlappen
- Wasserdichte Box
- Schüssel
- 1 TL Kokosöl

Und so geht's:

1. Koche das Wasser auf und vermische das heiße Wasser in einer Schüssel mit dem Kokosöl.
2. Lege die Waschlappen in die wasserdichte Box und gib die Mischung über die Tücher.

88 Wann fällt der Nabel ab und gibt es eine besondere Nabelpflege?

Der Rest des Nabels kann bereits in den ersten Tagen im Krankenhaus abfallen oder aber erst nach 14 Tagen. Unseren Beobachtungen nach passiert es meistens so um den siebten bis zehnten Tag nach der Geburt.

Die meisten Babys haben eine Nabelklemme am Bauchnabelrest. Manche Hebammen entfernen sie gerne, weil die Klemme recht groß ist und oft eine Druckstelle hinterlässt. Außerdem lastet durch die Klemme relativ viel Gewicht am Nabelrest und so entsteht Zug am Gewebe. Dadurch kann der Nabel nicht so gut abheilen. Wenn die Nabelklemme entfernt wird, kann der Nabel sich gut zurückziehen.

Es gibt sehr viele verschiedene Ansätze, wie man mit dem Nabel und dessen Pflege umgehen kann. Jede Hebamme hat ihre eigenen Mittel oder Ansichten; das gilt auch für jedes Krankenhaus. Wir persönlich, als Autorinnen dieses Buchs, empfehlen Folgendes:

Wir legen keine Kompresse oder Ähnliches an den Nabel, da diese hängen bleiben kann und oftmals nass gepinkelt wird. Dann weicht der Nabelrest auf, was für die Heilung nicht förderlich ist. Wenn die Klemme entfernt werden konnte und der Nabel gut aussieht, dann belassen wir den Nabelrest erst einmal einfach so. Wir empfehlen, die Windel ein wenig einzuschlagen, damit sie nicht auf dem Nabel scheuert.

Wenn der Hautnabel etwas rot ist, kannst du ihn mit Muttermilch betupfen. Solange der Nabel aber trocken ist, brauchst du gar nichts zu tun.

Wenn der Nabelrest abfällt, ist die Stelle manchmal etwas blutig oder schorfig. Das ist in Ordnung und du brauchst nichts weiter zu machen. Sollte der Nabel jedoch gelblich-schmierig sein, dann zeige ihn deiner Hebamme oder dem Kinderarzt beziehungsweise der Kinderärztin. Es ist zudem hilfreich, an den Nabel dann Luft zu lassen und die Windel weiter einzuschlagen.

Wenn der Nabel beginnt, sich abzulösen, dann riecht diese Stelle möglicherweise etwas anders als vorher. Das ist nicht weiter schlimm und du musst dir deswegen keine Sorgen machen.

89 Was kann ich bei einem wunden Po tun?

Viele Babys haben in den ersten Monaten einen wunden Po. Das liegt daran, dass der Bereich immer recht luftdicht verschlossen und auch oft feucht ist. Oftmals verträgt die zarte Babyhaut die Feuchttücher oder die Inhaltsstoffe der Windeln nicht. Ein weiterer Grund kann das zu seltene Wechseln der Windeln sein. Daher empfehlen wir, zu jeder Mahlzeit die Windeln zu wechseln. Es ist zwar noch nicht statistisch belegt, aber auch die Ernährung könnte eine Ursache für einen wunden Po sein, denn zu viel Säure kann ihn wund werden lassen. Manche Babys neigen außerdem zu einem wunden Po, wenn sie zahnen.

Wenn es warm genug ist, kannst du den Babypo immer mal etwas an die Luft lassen. So beugst du einem wunden Po vor. Es ist außerdem hilfreich, möglichst wenige Feuchttücher zu nutzen und den Windelbereich beim Wickeln gut zu trocknen, bevor du die neue Windel wieder verschließt.

An diesen Veränderungen kannst du einen wunden Po erkennen:

- Pusteln oder kleine rote Pickel
- Nässende offene Stellen
- Rote Stellen rund um den Anus und/oder an den Pobacken

Wenn du das bei deinem Baby siehst, kannst du Folgendes machen:

- Wenn du Feuchttücher nutzt, lasse diese gern weg und benutze nur noch Wasser oder reines Kokosfett zur Reinigung.
- Lasse so oft wie möglich Luft an den Popo.
- Nutze Muttermilch für die Pflege; das ist oft ein Wundermittel.
- Wenn die Stellen am Po nicht offen oder blutig sind, probiere Heilwolle aus (siehe Seite 166).
- Verwende eine natürliche Creme, welche die Wundheilung unterstützt. Nutze eine Creme mit etwas Zink, falls der Po offene Stellen hat.
- Sitzbäder können die Wundheilung auch unterstützen.
- Wichtig ist, dass du nicht so sehr reibst, um den Po sauber zu machen, sondern lieber tupfst. Das funktioniert mit Kokosfett oder Olivenöl gut.
- Es hat sich auch bewährt, den Popo mit schwarzem Tee zu betupfen.
- Manchmal kann es auch hilfreich sein, die Windelmarke zu wechseln.

Wenn du dir unsicher bist, kannst du dir natürlich jederzeit einen fachlichen Rat holen.

90 Was kann ich bei einer wunden Halsfalte tun?

Wenn die Babys dicker und runder werden, kann es sein, dass die Halsfalte wund wird, denn es kommt wenig Luft in diesen Bereich und die Haut reibt etwas aufeinander. Viele Babys spucken auch oder haben einen vermehrten Speichelfluss. Dieser kann sich in der Halsfalte absetzen und dazu führen, dass sie wund wird. Das Gleiche gilt für die Stellen unter den Armen. In den Achseln kann es zu ähnlich wunden Stellen kommen, also schaue auch dort immer mal wieder nach.

Um dem Wundsein am Hals vorzubeugen und es zu erkennen, bevor es großflächig wird, solltest du regelmäßig in die Falten schauen. Manchmal wird man auch durch einen etwas käsigen Geruch darauf aufmerksam. Es ist allerdings schwierig, die Halsfalten voneinander zu trennen, da Babys noch nicht wirklich einen Hals haben. Am besten hältst du dafür dein Baby so, dass der Hals etwas gestreckt ist. So hast du einen guten Einblick, da die Halsfalten sich entfalten.

Wenn du zwischen den Falten Flusen oder Milchreste siehst, dann säubere das gleich. Das geht gut beim Baden oder mit einem feuchten Waschlappen. Falls Milchreste zu fest sind, kannst du Kokosfett oder Olivenöl nutzen, um die Halsfalte zu säubern. Kokosfett hat gleichzeitig eine leicht desinfizierende Wirkung auf natürlicher Basis. Daher eignet es sich sehr gut dafür.

Halte die Halsfalte immer gut trocken. Wenn du merkst, dass sie an einigen Stellen wund ist, kannst du sie mit Kokosfett pflegen und auch etwas Heilwolle benutzen. Heilwolle ist naturbelassene Schafwolle, die Lanolin enthält. Sie kann auf wunde Stellen gelegt werden und unterstützt die Heilung, da sie die Eigenschaft hat, die Wunde trocken zu halten und mit Wollwachs zu pflegen. Heilwolle eignet sich sehr gut für wunde, feuchte Stellen. Auf offene blutige Stellen sollte sie nicht gelegt werden, denn dann bleibt sie in der Wunde hängen, was nicht förderlich ist. Wenn du noch stillst und Muttermilch zur Verfügung hast, kannst du auch diese für den Hals benutzen.

Sollte die Halsfalte sehr großflächig wund sein, solltest du das vom Arzt oder von der Ärztin untersuchen lassen. Denn wenn die Haut auf einer zu großen Oberfläche wund wird, ist vielleicht eine andere Behandlung nötig.

91 Wie viel Schlaf brauchen Babys und ab wann schlafen sie durch?

Das Schlafverhalten ist bei Babys sehr unterschiedlich und kann nicht für alle verallgemeinert werden. Aber so ist es ja mit vielen Bereichen, die uns Menschen betreffen. Wir sind alle sehr individuell, haben ganz unterschiedliche Bedürfnisse und Erlebnisse, und das ist auch sehr gut so. Behalte das auf jeden Fall im Hinterkopf und betrachte die folgenden Infos lediglich als Richtwerte.

Man kann sagen, dass Babys im ersten Lebensjahr recht viel schlafen und unter Umständen noch keinen richtigen Tag-Nacht-Rhythmus wie Erwachsene entwickeln. Es kann sein, dass dein Baby weniger oder mehr schläft als die Babys in deinem Umfeld. Das entspricht dem Schlafbedürfnis deines Babys und ist ganz normal.

In den ersten Wochen nach der Geburt

In dieser Zeit behält dein Baby den Schlafrhythmus bei, den es bereits im Bauch hatte. Zumindest gilt das für den Schlafrhythmus kurz vor der Geburt. Babys schlafen im Durchschnitt etwa 16 bis 18 Stunden am Tag und wachen zwischendurch immer wieder auf, um zu trinken, meist etwa alle zwei bis vier Stunden. In den ersten Monaten haben sie nur einen leichten Schlaf und werden schnell wach, wenn sie kuscheln oder trinken wollen.

In den ersten drei bis sechs Monaten

In diesem Zeitraum brauchen Babys etwas weniger Schlaf. Es kann sein, dass sie jetzt schon einige Stunden am Stück wach sind. Die Wachphasen werden immer länger und die Schlafphasen verändern sich dementsprechend auch. Physiologisch können Babys erst im Alter von sechs Monaten sechs Stunden am Stück schlafen. Aber auch hier wissen wir aus Erfahrungen, dass es hin und wieder auch jüngere Babys gibt, die mal in einer Nacht fünf bis sechs Stunden schlafen.

Von Durchschlafen spricht man, wenn ein Baby sechs Stunden am Stück schläft. Das wissen viele nicht und sind dann oft überrascht festzustellen, dass ihr Baby diesen Zeitraum bereits durchschläft.

Sechs bis zwölf Monate

In dieser Phase schlafen Babys schon recht gut, also eine längere Zeit am Stück. Etwa 80 Prozent der Babys in diesem Alter schlafen nachts sechs bis acht Stunden. Viele machen in dem Alter auch einen längeren Mittagsschlaf und nur noch kleine kurze Schläfchen über den Tag verteilt.

92 Was ziehe ich meinem Baby an, damit es nicht friert?

Du solltest deinem Neugeborenen immer etwas mehr anziehen, als du dir selbst anziehst. In den ersten Wochen bist du nicht unbedingt ein Maßstab. Denn dir ist oft sehr warm, da deine Hormone noch ganz anders sind als vor der Schwangerschaft. Wir erleben recht oft, dass die Mama, obwohl die Menschen in ihrer Umgebung es eher kühl finden, im T-Shirt dasitzt und ihr warm ist. Manche Mütter ziehen dann ihre Babys dementsprechend an. Das ist aber für das Baby zu kalt, denn Babys müssen in den ersten Tagen bis Wochen erst lernen, ihre Körpertemperatur zu halten und zu regulieren. Das hast vorher du für dein Baby übernommen, als es noch in deinem Bauch war. Außerdem haben Babys nicht so viel Unterhautfettgewebe, was es ihnen etwas schwerer machen kann, die Temperatur zu halten. In den ersten Tagen nach der Geburt sind sie auf Unterstützung angewiesen, das heißt, sie brauchen warme Kleidung. Wenn sie warm sind und nicht frieren, können sie besser an Gewicht zulegen und verbrauchen nicht zu viel Energie, um die Temperatur zu regulieren. Es sollte ihnen aber auch nicht heiß werden.

Du kannst deinem Baby in der ersten Zeit auch eine dünne Mütze aufsetzen. Denn der Kopf ist im Verhältnis zum Körper des Babys sehr groß

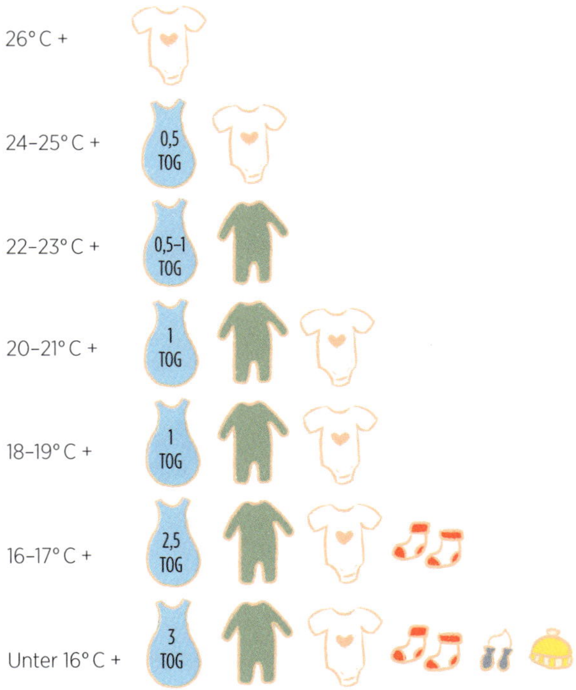

Die TOG-Tabelle zeigt, bei welcher Raumtemperatur sich welcher Schlafsack mit dem jeweiligen TOG-Wert eignet und was du deinem Baby noch anziehen solltest, wenn es schlafen gelegt wird.

und darüber verlieren sie die meiste Wärme. Wenn dein Baby schwitzt, ist es im Nacken nass – diesen Schweiß wische am besten ab. Im Nacken kannst du immer gut überprüfen, ob deinem Baby zu heiß ist.

Es ist gut, wenn du dein Baby in einem »Zwiebellook« kleidest. Das bedeutet, dass du mehrere Schichten übereinander ziehst, sodass du bei Bedarf wieder etwas ausziehen kannst.

Ein Beispiel: Du bist im Haus, dein Baby ist rund eine Woche alt und im Raum herrscht eine angenehme, normale Raumtemperatur. Dann kannst du deinem Baby einen Body anziehen, gern mit langen Ärmeln, einen Pullover, eine Hose, dicke Strümpfe, eine dünne Mütze und es zusätzlich etwas in eine Decke einwickeln, wenn es nicht auf deinem Arm liegt.

Nutze am besten wenig synthetische Kleidung, sondern eher Bodys aus Baumwolle oder Wolle/Seide. Diese Materialien wärmen und regulieren die Wärme gut. Außerdem solltest du deinem Baby Bodys anziehen, die gut passen. Zu große Bodys, die an den Armen und am Hals einen zu großen Ausschnitt lassen, wärmen nicht gut. Genauso verhält es sich mit dem Schlafsack; auch dieser sollte gut passen und nicht zu groß sein. Denn in der Nacht ist die Temperatur im Schlafzimmer niedriger als am Tag im Wohnzimmer.

In der abgebildeten TOG-Tabelle lässt sich ablesen, wie du dein Baby bei welcher Temperatur während des Schlafs kleiden solltest. TOG (Englisch für *thermal overall grade*) ist eine Maßeinheit, die den Wärmewiderstand von Textilien darstellt: Je höher diese Maßeinheit ist, desto wärmer ist beispielsweise der gekennzeichnete Schlafsack. Der richtige TOG-Wert hängt von der Raumtemperatur ab, in der dein Baby schläft. Die optimale Raumtemperatur liegt zwischen 16 und 18 Grad Celsius.

Für dein Neugeborenes ist es zum Beispiel in der Wohnung nur im T-Shirt meist zu kalt. Wenn du im Sommer mit deinem Baby draußen bist, ist das etwas anderes. Achte auch hier auf dein Gefühl; es kann auch sein, dass du dich am Tag noch einmal anders entscheidest, weil sich die Temperatur noch einmal ändert. Das ist ganz normal.

93 Wie verändert sich die Ausscheidung meines Babys? Warum ist die Windelanzahl wichtig?

Gerade in der ersten Zeit verändert sich die Ausscheidung deines Babys enorm. Und gerade in dieser Zeit ist es wichtig, diese Veränderungen genau zu kennen.

Vom Kindspech hast du wahrscheinlich schon gehört: Es ist der erste Stuhlgang deines Babys und wird auch Mekonium genannt. Die Farbe ist eher schwarz-grünlich und die Konsistenz gleicht einer sehr klebrigen und zähen Masse. In den ersten 12 bis 48 Stunden wird dein Baby dich mit diesem Stuhlgang überraschen. Allerspätestens sollte das Mekonium am dritten oder vierten Lebenstag ausgeschieden werden! Sollte dies nicht der Fall sein, dann solltest du einen Arzt oder eine Ärztin aufsuchen.

Ist das erste Kindspech in der Windel gelandet, wird sich die Farbe des Stuhlgangs in der darauffolgenden Zeit von schwarz zu grün zu senfgelb verändern. Sobald dein Baby einen senfgelben Stuhlgang hat, wird dieser euch bis zur Beikostzeit begleiten. Wenn du dein Kind voll stillst, ist der Stuhlgang zudem sehr wässrig; er sieht oft ein wenig aus wie körniger Frischkäse in Currysauce.

Wenn du den Verdacht hast, dass dein Baby Durchfall haben könnte, solltest du dein Baby sorgfältig betrachten:

- Hat es Fieber?
- Ist es wesensverändert?
- Trinkt dein Baby noch wie sonst? Oder trinkt es viel weniger?
- Sieht es schlapp aus?
- Hast du ein komisches Bauchgefühl?

Das sind alles Fragen, die du dir stellen solltest, denn oft ist nicht klar differenzierbar, ob dein Baby Durchfall hat oder ob es einfach nur der normale Muttermilchstuhlgang ist. Bei Bedarf kannst du natürlich jederzeit einen Kinderarzt oder eine Kinderärztin aufsuchen.

Wenn du deinem Baby die Flasche gibst, kann der Stuhlgang von Anfang an etwas härter sein, von der Konsistenz her eher wie Kartoffelbrei.

Allgemein sollte dein Baby in der ersten Zeit ein- bis zweimal Stuhlgang am Tag haben. Das reguliert sich nach einiger Zeit. Stillkinder können sogar 10 bis 14 Tage ohne Stuhlgang sein! Das ist aber nur normal, wenn es deinem Baby damit gut geht. Um den Darm anzuregen, kannst du eine Bauchmassage (siehe Abbildung unten) durchführen, mit den Beinen »Fahrrad fahren« oder Wärme anwenden. Bei Flaschenkindern ist es in Ordnung, wenn sie mal sechs bis acht Tage keinen Stuhlgang haben.

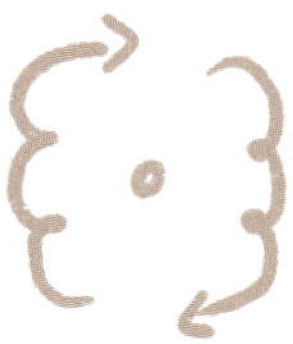

Eine Bauchmassage ist hilfreich, wenn dein Baby Bauchweh hat. Massiere dabei mit leichtem Druck in kreisenden Bewegungen im Uhrzeigersinn um den Bauchnabel. Du kannst ein Öl mit Fenchel und Kümmel nutzen und danach ein warmes (kleines und leichtes) Traubenkernkissen auf den Bauch legen. Ein guter Zeitpunkt für die Massage ist, wenn dein Baby noch relativ entspannt ist.

Nicht zu vergessen ist natürlich der Urin deines Babys: In den ersten 24 bis 48 Stunden sollte die erste nasse Windel vorhanden sein. Die Anzahl von Windeln steigert sich von Tag zu Tag, und zwar von zwei Windeln bis zu sechs bis acht Windeln innerhalb von 24 Stunden.

Die Ausscheidung deines Babys ist uns Hebammen sehr wichtig, darum fragen wir bei jedem Besuch danach. Der Grund dafür ist, dass man anhand des Stuhlgangs und des Urins erkennen kann, ob dein Baby genügend Milch zu sich nimmt. Sollte dein Baby beispielsweise in 24 Stunden nur ein bis zwei nasse Windeln haben und das zwei bis drei Tage hintereinander, so heißt das, dass dein Baby zu wenig Milch bekommt.

94 Auf welche Entwicklungsschübe kann ich mich im ersten Jahr einstellen?

Auf viele! Genau genommen sind es im ersten Lebensjahr sieben Schübe. Es gibt immer mal Phasen, in denen Babys häufiger oder stärker weinen, launischer sind und mehr Hunger haben als sonst. In diesen Phasen wissen Eltern oft nicht, was los ist, und können die Situation, anfangs jedenfalls, nicht so gut einschätzen. Erkenntnisse haben gezeigt, dass Babys in diesen Zeiten einen Entwicklungssprung machen und dass sich dies auf bestimmte Zeiträume zurückführen lässt.

Einen neuen Schub kannst du meist daran erkennen, dass dein Baby unzufriedener, reizbarer und anhänglicher ist. Das Gehirn deines Babys entwickelt sich, macht einen Sprung und dein Baby lernt seine neuen Sinne und Fähigkeiten kennen. Das verwirrt dein Baby und daher ist es reizbarer und weinerlicher. Es muss sich erst einmal an die neue Welt gewöhnen.

Erster Entwicklungsschub

Der erste Sprung geschieht um die vierte bis sechste Woche: Dein Baby weint mehr und möchte öfter trinken als sonst, ist launischer, ihm ist keine Position recht. Dein Baby ist aber nicht die gesamten zwei Wochen jeden Tag so gelaunt, sondern in diesem Zeitraum immer mal wieder für etwa zwei bis drei Tage. In der sechsten Woche wirst du wahrscheinlich die ersten Veränderungen und neuen Fähigkeiten bei deinem Baby sehen. Dein Baby ist größer, es ist interessierter an der Welt um es herum, wacher, es reagiert mehr auf sein Umfeld, auf seine Mama und seinen Papa, es kann auf eine Entfernung von 20 bis 30 Zentimetern gucken und macht auch eine Entwicklung des Stoffwechsels und des Darms durch.

Zweiter Entwicklungsschub

Der zweite Sprung findet um die achte Woche statt: Dein Baby stellt jetzt möglicherweise mehr Ansprüche an dich und das Leben. Wahrscheinlich möchte es etwas mehr Abwechslung, andere Dinge hören und die Welt aus einer anderen Perspektive sehen. Es fordert mehr Bewegung, möchte umhergetragen werden. Das heißt, die Zeiten, in denen du oft still sitzen konntest, sind erst einmal vorbei. Du wirst wahrscheinlich viel in deiner Wohnung umherlaufen müssen. Dein Baby erkennt zudem seine Hände und alles um es herum wird definierter.

Dritter Entwicklungsschub

Der dritte Sprung geschieht um die zwölfte Woche: Dein Baby lernt nun immer mehr Dinge, seine Bewegungen werden fließender. Es lernt seine Stimme lieben und kennen. Es kann sein, dass es neue Töne macht, wie zum Beispiel kreischen. Wahrscheinlich fängt es an, sich auf den Bauch zu drehen. Es kann ein guter Zeitpunkt sein, über Rituale nachzudenken, wie zum Beispiel regelmäßig ein Einschlaflied vorzusingen oder andere Einschlafgewohnheiten einzuführen.

Vierter Entwicklungsschub

Der vierte Sprung kommt um die 20. Woche: In dieser Zeit wächst dein Baby deutlich und es kommt in die orale Phase. Es möchte Dinge mit seinen Händen fassen und zum Mund führen. Es kann sich nun drehen und erkennen, dass es eine gewisse Abfolge von Ereignissen gibt, zum Beispiel: Ein Ball, der vorher nur gerollt ist, kann auch hüpfen. Babys beobachten nun genau die alltäglichen Dinge. Dieser Schub kann etwas länger dauern.

Fünfter Entwicklungsschub

Der fünfte Sprung geschieht um die 26. Woche. Die gute Nachricht ist, dass dieser Schub nicht so lange dauert wie der vorherige. Dein Baby macht nun eine große körperliche Entwicklung durch. Nach diesem Schub machen viele Babys die ersten Krabbelversuche. Dein Baby fängt zudem an, zu brabbeln und zu erzählen.

Sechster Entwicklungsschub

Der sechste Sprung passiert um die 37. Woche: Dein Baby möchte nun endlich los und krabbeln. Alles wird genau erforscht und untersucht. Es versteht, dass du Mama bist und dass es zu dir gehört. Es lernt zu unterscheiden, ob es Dinge mag oder nicht. Möglicherweise sind Dinge im Alltag nicht mehr so einfach zu machen, wie zum Beispiel das Anziehen. Es kann sein, dass das mit Geschrei einhergeht. Dein Baby möchte seine Grenzen setzen.

Siebter Entwicklungsschub

Der siebte Sprung geschieht um die 48. Woche: Es kann sein, dass dein Baby kleine Wutanfälle bekommt. Der sichere Hafen, der Schoß von Mama und Papa, wird nicht so gern verlassen. Eventuell spricht dein Baby sein erstes Wort; vielleicht ist es ja das Wort »Mama«.

Gerade wenn du dich viel mit anderen Eltern austauschst, kannst du enttäuscht sein, wenn dein Baby für die eine oder andere Veränderung oder Fähigkeit länger brauchen wird als andere. Bedenke daher: Diese Schübe laufen sehr individuell und verschieden ab.

95 Kann mein Baby von Anfang an scharf sehen? Wann verändert sich die Augenfarbe?

Nein, dein Baby kann nicht von Anfang an scharf sehen. In der ersten Zeit sieht es eher unscharf und verschwommen. Hell und Dunkel, Formen und Muster können Neugeborene jedoch bereits wahrnehmen. Gerade die Gesichter der Eltern sind sehr interessant. In einem Abstand von 20 bis 25 Zentimetern ist die »schärfste« Sehkraft.

Erst mit dem dritten oder vierten Lebensmonat kommt die Farbe ins Spiel. Dabei sind es eher die Primärfarben, also Rot, Gelb und Blau, die dein Baby sehen kann. Außerdem entwickelt sich das beidäugige Sehen. Die Bilder beider Augen verschmelzen und ergeben im Gehirn ein Bild.

So entwickelt sich das Sehvermögen deines Babys immer weiter und von Tag zu Tag kann es mehr sehen und verstehen. Mit acht Monaten nehmen Babys die Welt mit Farben und Kontrasten wie ein Erwachsener wahr. Dennoch haben sie mit einem Jahr erst 50 Prozent der Sehkraft erreicht, wie Erwachsene sie haben.

Und nun zur Augenfarbe: Wusstest du, dass bereits die befruchtete Eizelle die Information enthält, welche Augenfarbe dein Baby bekommt? Die meisten Babys kommen jedoch mit einer blaugrauen Augenfarbe auf die Welt. Das liegt am Melanin (Pigmente), das in der Anfangszeit noch nicht so stark vorhanden sind, um die Iris »einzufärben«. Ungefähr ab dem sechsten Lebensmonat kannst du die eigentliche Augenfarbe deines Babys einschätzen.

96 Ab wann können sich Babys drehen und krabbeln?

Ab dem dritten Lebensmonat können sich die Kleinen drehen – das müssen sie aber nicht! Jedes Kind ist unterschiedlich und individuell. Es ist wichtig, die Entwicklungsschritte des eigenen Babys nicht mit anderen zu vergleichen!

Du kannst deinem Baby eine kleine Hilfe geben, indem du, wenn es auf dem Rücken liegt, sein eines Bein über das andere legst und ihm somit einen Ansporn gibst, zu sich drehen.

Krabbeln lernen die Kleinen im Durchschnitt im Alter von sechs bis elf Monaten. Beim Krabbeln ist es schwierig, die Koordination und die Balance zu halten.

97 Hilfe! Was kann ich tun, wenn der erste Zahn kommt?

Wenn dein Baby den ersten Zahn bekommt, musst du erst einmal gar nichts machen. Du kannst abwarten, wie es deinem Baby so geht. Es gibt nämlich Babys, die einfach so einen Zahn bekommen, ohne dass man ihnen das anmerkt. Andere Babys sind sehr unruhig, weinen viel, möchten häufig getragen werden oder bekommen Fieber oder Durchfall. Manche Babys reagieren auch mit einem wunden Po in der Zeit des Zahnens oder haben einen leichten Hautausschlag.

Die Zähne deines Babys sind schon in der Schwangerschaft angelegt. Sie liegen im Kiefer und müssen dann noch durchbrechen. Ganz selten gibt es Babys, die mit einem Zahn geboren werden; dann sollte ein Zahnarzt oder eine Zahnärztin das Baby einmal untersuchen.

Die meisten Babys fangen mit fünf oder sechs Monaten an, zu zahnen. Bis der Zahn sichtbar ist, kann es dann noch ein bisschen dauern. Zuerst brechen meist die vorderen Schneidezähne im Unterkiefer durch, anschließend die Schneidezähne im Oberkiefer.

An folgenden Anzeichen kannst du erkennen, dass dein Baby mit dem Zahnen zu tun hat:

- Gerötete Wangen, beidseitig oder nur auf einer Seite
- Dein Baby steckt sich immer wieder die Finger oder andere Gegenstände in den Mund, um darauf zu beißen/kauen.
- Vermehrter Speichelfluss
- Geschwollenes Zahnfleisch
- Weniger Appetit
- Verstärktes Weinen oder Quengeln
- Unruhiger Schlaf

Wenn du merkst, dass dein Baby Unterstützung braucht, kannst du es häufig zu dir nehmen und mit ihm kuscheln, es tragen und trösten. Du kannst auch versuchen, mit deinem Finger sein Zahnfleisch zu massieren. Das kann ihm guttun. Es gibt zudem spezielle Fingerlinge oder

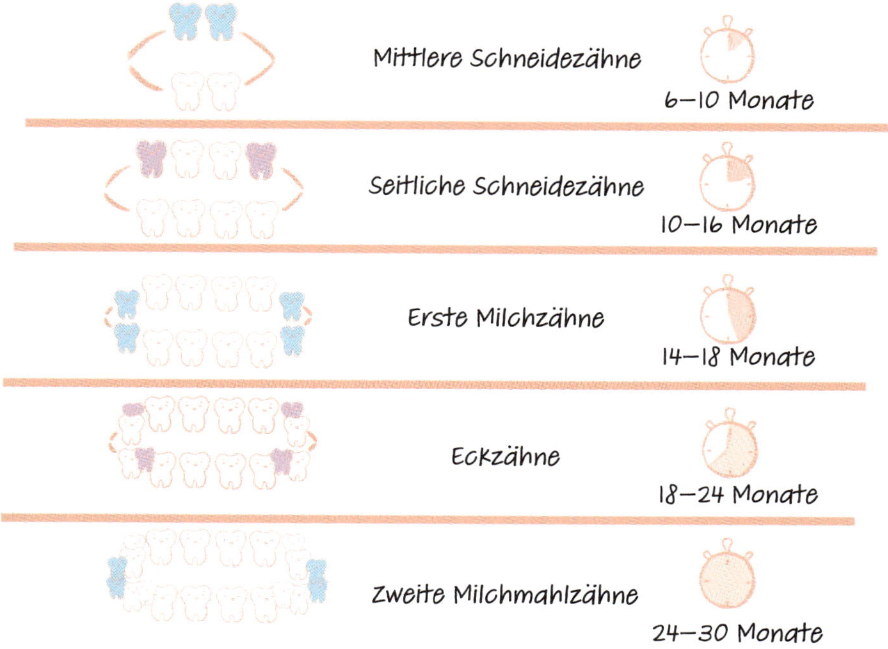

Die Entwicklung der Zähne deines Babys vom 6. bis 30. Monat

Zahnbürsten, auf denen dein Baby herumbeißen kann. Auch Beißringe können helfen und sehr lindernd wirken, vor allem wenn sie kalt sind. Es gibt spezielle Beißringe, die du vorher kühlen kannst. Nutze dafür bitte nur den Kühlschrank, denn das Gefrierfach ist zu kalt! Alternativ kannst du deinem Baby auch einen kalten Waschlappen anbieten. Weitere unterstützende Mittel sind:

- Zahnungsgel und Zahnungsöl, eine Komposition aus unterstützenden natürlichen Wirkstoffen, die das Zahnen erleichtern. Das Gel wird in die betroffenen Stellen einmassiert, das Öl außen auf die Wange aufgetragen.
- Globuli, einzeln oder als Komplexmittel
- Veilchenwurzel (eine Wurzel, die zum Beißen genutzt werden kann; diese sollte nach Gebrauch immer gereinigt werden)

Wir wünschen dir und deinem Baby, dass die Zahnungszeit nicht so schmerzhaft wird.

98 Mein Baby ist krank! Wann gehe ich zum Arzt oder zur Ärztin?

Bei der Antwort auf die Frage, wie schnell und ob du dein Baby von einem Arzt beziehungsweise einer Ärztin untersuchen lassen solltest, kommt es immer etwas darauf an, wie alt dein Baby ist und welche Beschwerden es hat. Wir raten dir, dabei auf dein Gefühl zu hören und Symptome deines Babys grundsätzlich abklären zu lassen, wenn du denkst, dass sie abklärungsbedürftig sind.

In den ersten Wochen ist es recht unwahrscheinlich, dass dein Baby krank wird – zumindest, wenn du es stillst. Denn dein Baby hat in den ersten acht Wochen nach der Geburt noch einen Nestschutz durch die Antikörper gegen die Erkrankungen, die du schon hattest. Wenn du stillst, bildet außerdem der Darm deines Babys einen Schutzfilm und kann nicht so leicht an Durchfällen erkranken.

Aber natürlich gilt: Auch ein gestilltes Kind kann in den ersten Wochen nach der Geburt mal krank werden. Sei daher immer etwas vorsichtig, wenn du sehr krank bist, oder vor allem dann, wenn alle anderen in deiner Umgebung krank sind. Schnupfen können Babys eher mal bekommen, vor allem, wenn es schon Geschwisterkinder gibt. Beim Schnupfen kannst du recht gut mit alternativen Produkten helfen. Wenn dein Baby jedoch zu verschleimt ist oder viel hustet, dann lasse es lieber einmal von einer Ärztin oder einem Arzt abhorchen.

Wird dein Baby in den ersten Wochen sehr schlapp, trinkt nicht und entwickelt vielleicht auch eine erhöhte Körpertemperatur, also 38 Grad Celsius oder höher, dann solltest du einen Arzt oder eine Ärztin aufsuchen. Von Fieber spricht man ab einer Temperatur von 38 bis 38,5 Grad Celsius. Die genaue Temperatur bei kleinen Babys ermittelst du durch das rektale Fiebermessen.

Wir empfehlen dir, in den ersten drei Monaten nach der Geburt Fieber immer beim Arzt oder bei der Ärztin abklären zu lassen und damit auch nicht ein paar Tage abzuwarten. In dem Alter sollte schnell geklärt werden, warum dein Baby Fieber hat. Es kann schneller bedrohlich für dein Baby werden.

Genauso ist es mit Durchfall: Auch damit solltest du nicht ein paar Tage abwarten, sondern dein Baby recht bald von deiner Ärztin oder deinem Arzt untersuchen lassen.

Wenn dein Baby älter wird und du zur vierten Untersuchung gehst, kannst du mit deiner Ärztin oder deinem Arzt besprechen, wie du dich verhalten sollst, wenn dein Baby Fieber bekommt. Du kannst dich natürlich auch von einer Heilpraktikerin oder einem Heilpraktiker begleiten lassen und entscheiden, welche Wege du gehst.

INFO

Bei Schnupfen und Husten helfen die folgenden Hausmittelchen:

- Du kannst unterstützend Engelwurzbalsam und Thymian-Myrte-Balsam (zum Beispiel nach der Rezeptur von Ingeborg Stadelmann) probieren.
- Du kannst Zwiebelsäckchen ins Zimmer in die Nähe des schlafenden Babys legen.
- Du kannst Bienenwachswickel verwenden.
- Du kannst Heilwolle auf die Brust deines Babys unter den Body legen (siehe Seite 166).

Es gibt auch gute Bücher zu diesem Thema, die du dir anschaffen kannst, um bei Bedarf nachzuschlagen.

99 Wann sollte ich meinem Baby Spielsachen anbieten?

In der ersten drei bis fünf Lebensmonaten braucht dein Baby kein Spielzeug. Auch wenn in der Werbung häufig Spielzeug angepriesen wird, bedeutet dies für junge Babys oft eine Reizüberflutung. Oft sind die eigenen Hände und Füße eh viel interessanter!

Nach dem fünften Monat eignen sich Spielsachen, die dein Baby selbst gut halten kann; hervorragend sind zum Beispiel eine Rassel oder ein Beißring.

Fängt dein Baby an zu krabbeln oder zu laufen, findet es oft eher bewegliche Spielsachen interessant, beispielsweise einen Ball.

Wir empfehlen dir, Holzspielzeug zu kaufen! Denn Holz geht nicht so einfach kaputt wie Plastik. Wichtig ist dabei: Weniger ist mehr! Es muss nicht das komplette Zimmer voller Spielsachen stehen. Denn dann weiß dein Kleines gar nicht mehr, worauf es sich konzentrieren soll, und ist schnell immer wieder durch etwas Neues abgelenkt.

100 Was sollte meine Babyerstausstattung enthalten?

Wichtig ist, dass du weißt, dass eine Erstausstattung kein »Muss« ist und du bestimmt auch auf die eine oder andere Sache verzichten kannst. Manches kannst du dir auch gut schenken lassen; die meisten Leute freuen sich darüber, wenn sie wissen, was sie als Babygeschenk kaufen können. Um dir eine Übersicht zu verschaffen, teilen wir im Folgenden die Erstausstattung in verschiedene Kategorien ein: Bekleidung, stillen, nicht stillen, zu Hause und unterwegs.

Kleidung und Accessoires

Fangen wir mit der Kleidung an; für den Start empfehlen wir die Größen 50 und 56:

- Je 8 kurzärmelige Bodys in Baumwolle oder Wolle/Seide
- Je 8 langärmelige Bodys in Baumwolle oder Wolle/Seide
- 8 Hosen oder Strampler
- 8 Pullover
- 1 Strumpfhose
- Strümpfe, gern auch ein paar Wollsocken
- Je 1 Mütze für drinnen und draußen
- 1 Jacke
- 1 Overall
- 3 Schlafanzüge
- 2 Schlafsäcke
- 1 oder 2 Decken, in die du dein Baby einwickeln kannst
- Mulltücher

Ausstattung, wenn du stillst

Wenn du stillst, empfehlen wir:

- 3 Still-BHs
- Optional: stillfreundliche Kleidung für dich
- Eventuell Stilleinlagen (Einmalprodukte oder solche aus Baumwolle oder Wolle/Seide)
- Brustwarzenpflege
- Eventuell 1 Stillkissen oder 1 Stillmond

Ausstattung, wenn du nicht stillst

Wenn du nicht stillst, benötigst du:

- Babynahrung, am besten PRE-Nahrung
- Circa 6 bis 8 Fläschchen mit den dazugehörigen Saugern
- Sterilisator
- Flaschenwärmer

Zu Hause

Fürs zu Hause brauchst du für dein Baby:

- Wickelkommode oder Wickelplatz mit Wickelauflage
- Wärmelampe
- Tücher als Unterlage
- Thermoskanne für Wasser
- Kleine Schale für Wasser
- 24 Babywaschlappen
- Einmalwindeln oder Stoffwindeln
- Tragetuch oder Tragesystem
- Babybett oder Beistellbett
- Spieluhr
- Liegeplatz fürs Baby (Stubenwagen, Babywippe)
- Babybadewanne
- Badethermometer
- Kapuzenhandtücher
- Windelcreme
- Baby-Bäuchlein-Öl
- Nagelset fürs Baby
- Babyhaarbürste

Unterwegs

Wenn du unterwegs bist, brauchst du für dein Baby:

- Babyschale fürs Auto
- Kinderwagen mit Sonnen-/Regenschutz, Wärmesack, Lammfell (je nach Jahreszeit)
- Wickeltasche

Überlege, was du wirklich brauchst und was in deine Wohnung passt. Es ist auch nicht zwingend notwendig, eine Wickelkommode zu haben – du kannst dir auch irgendwo in deiner Wohnung einen Wickelplatz einrichten. Ebenso kannst du überlegen, ob du eine Babybadewanne brauchst oder ob du oder dein Partner beziehungsweise deine Partnerin mit dem Baby in der großen Wanne badet. Eine Wärmelampe ist auch kein Muss, aber meist hilfreich. Die Babys lieben Wärme und wenn du für den Wickelplatz eine Wärmelampe hast, brauchst du nicht immer den ganzen Raum vorzuheizen. Es gibt auch transportable Wärmelampen. Mache ganz allgemein deine Bedürfnisse nicht davon abhängig, was die Mehrheit sagt.

Tipps für den Partner oder die Partnerin

In der Anfangszeit geht es für dich eher ums Kuscheln und darum, deine Frau zu unterstützen. Wenn dein Baby älter wird, könnt ihr zusammen die Welt entdecken.

NACHWORT

Auch wenn es viele Empfehlungen gibt, möchten wir dich bitten, auf deine Intuition zu hören und dich bei allem, was du tust, wohlzufühlen. Wir Menschen sind sehr individuell und unterschiedlich. Du kannst gern immer alles hinterfragen und deine eigenen Entscheidungen treffen.

Schaue doch auch gerne mal bei uns auf Instagram vorbei, hier beantworten wir jeden Montag im Midwife Monday ganz unterschiedliche Fragen unserer Community. Falls du eine intensivere Begleitung suchst, haben wir auch dafür ein Superkonzept für dich. Dieses findest du auf unserer eigenen Website unter momallie.de.

Schön, dass es dich gibt. Wir freuen uns auf dich!

ÜBER DIE AUTORINNEN

Jasmin Czech fühlte sich bereits als Teenager zur Hebamme berufen. Heute arbeitet sie in derselben Klinik, in der sie geboren wurde. Neben ihrer Tätigkeit im Krankenhaus begleitet sie freiberuflich Frauen in der Schwangerschaft, während der Geburt und bei der Nachsorge. Zusätzlich absolvierte sie eine Fortbildung im Taping, ist Stillspezialistin und bildet sich aktuell in Akupunktur weiter. 2017 lernte sie ihre Kollegin Julia Brömsen im Kreißsaal kennen, mit der sie seit 2021 als »Momallie« werdende Mütter betreut und berät.

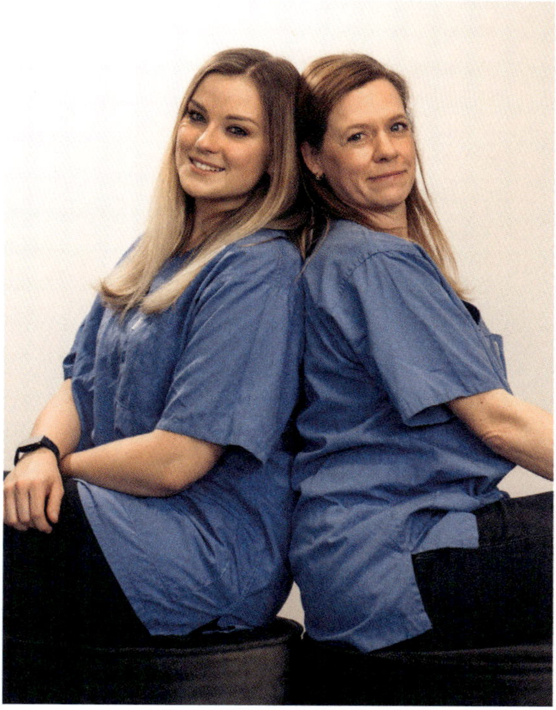

Julia Brömsen ist seit über 20 Jahren als Hebamme tätig. Zusätzlich zu ihrer Hebammenausbildung hat sie Fortbildungen in TCM (traditionelle chinesische Medizin), Taping, Reiki und Homöopathie absolviert. Die Mutter von drei Kindern hat bereits unzählige Frauen vor, während und nach der Geburt begleitet – ob in ihrer Praxis, in Kursen oder im Kreißsaal. Dort lernte sie auch ihre Kollegin Jasmin Czech kennen, mit der sie 2021 die Plattform »Momallie« gründete und nun gemeinsam – online und offline – werdende Mütter begleitet.

ALLE FRAGEN AUF EINEN BLICK

SCHWANGERSCHAFT

GEBURT

WOCHENBETT

STILLEN – NICHT STILLEN

RÜCKBILDUNG

BABY

STICHWORTVERZEICHNIS

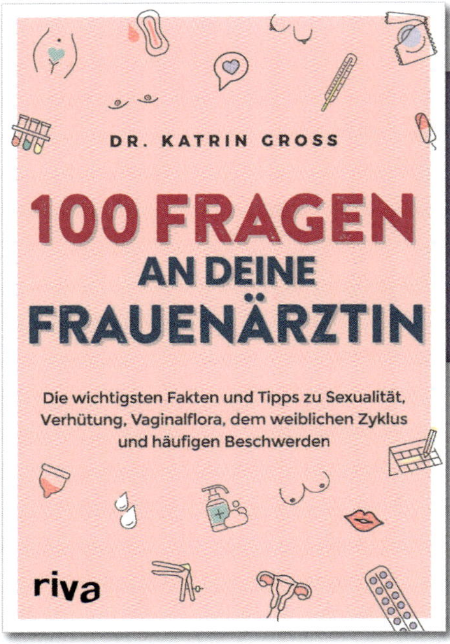

Auch als **E-Book** erhältlich

208 Seiten
16,00 € (D) | 16,50 € (A)
ISBN 978-3-7423-2395-8

Dr. med Katrin Gross

100 Fragen an deine Frauenärztin

Die wichtigsten Fakten und Tipps zu Sexualität, Verhütung, Vaginalflora, dem weiblichen Zyklus und häufigen Beschwerden

Wie kann PMS wirksam behandelt werden? Ist eine Intimrasur gefährlich? Und was hilft bei Scheidentrockenheit?
Diese und ähnliche Fragen beschäftigen wohl jede Frau, doch nicht immer bietet die Sprechstunde die richtige Gelegenheit, um sie zu stellen. Aus diesem Grund hat es sich die Gynäkologin Dr. Katrin Gross zur Aufgabe gemacht, die 100 häufigsten Fragen rund um das Thema Frauengesundheit zu beantworten. Offen, fundiert und klar bespricht sie Themen wie Sex, Menstruationsbeschwerden, Verhütung, Geschlechtskrankheiten, Schwangerschaftsabbruch und Intimpflege. Sie räumt mit Klischees und Mythen auf, gibt praktischen Rat und lässt dabei keines der vermeintlichen Tabuthemen aus. Denn nur mit genug Wissen über den eigenen Körper und gynäkologische Hintergründe können die richtigen Entscheidungen für die Gesundheit getroffen werden.

riva

JASMIN CZECH | JULIA BRÖMSEN

100 FRAGEN AN DEINE HEBAMME

Bibliografische Information der Deutschen Nationalbibliothek
Die Deutsche Nationalbibliothek verzeichnet diese Publikation in der Deutschen Nationalbibliografie. Detaillierte bibliografische Daten sind im Internet über https://dnb.de abrufbar.

Für Fragen und Anregungen
info@rivaverlag.de

Wichtige Hinweise
Dieses Buch ist für Lernzwecke gedacht. Es stellt keinen Ersatz für eine individuelle medizinische Beratung dar und sollte auch nicht als solcher benutzt werden. Wenn Sie medizinischen Rat einholen wollen, konsultieren Sie bitte einen qualifizierten Arzt. Der Verlag und der Autor haften für keine nachteiligen Auswirkungen, die in einem direkten oder indirekten Zusammenhang mit den Informationen stehen, di in diesem Buch enthalten sind.

Originalausgabe
1. Auflage 2023

Türkenstraße 89
80799 München
Tel.: 089 651285-0
Fax: 089 652096

Redaktion: Susanne Meinrenken
Umschlaggestaltung: Maria Verdorfer
Umschlagabbildungen: Shutterstock/Nadiinko, ksenvitaln, FunnyVectorForYou, Mingirov Yuriy, Nsit
Illustrationen: alle von Josephine Mäke außer S. 8, 9, 50, 51, 84, 85, 108, 109, 134, 135, 148, 149: Shutter stock/Nadiinko, ksenvitaln, FunnyVectorForYou, Mingirov Yuriy, Nsit
Satz: Bernadett Linseisen (schere.style.papier), München
Druck: Florjancic Tisk d.o.o., Slowenien
Printed in the EU

ISBN Print 978-3-7423-2406-1
ISBN E-Book (PDF) 978-3-7453-2162-3
ISBN E-Book (EPUB, Mobi) 978-3-7453-2161-6